山形大学先進がん医学講座教授
国立がん研究センター名誉総長　**嘉山孝正**［監修］

広島大学大学院医歯薬保健学研究院
脳神経外科学准教授　**井川房夫**［編著］

東京女子医科大学脳神経外科教授・講座主任　**川俣貴一**

虎の門病院間脳下垂体外科医長　**西岡　宏**

頭蓋咽頭腫
パーフェクトブック

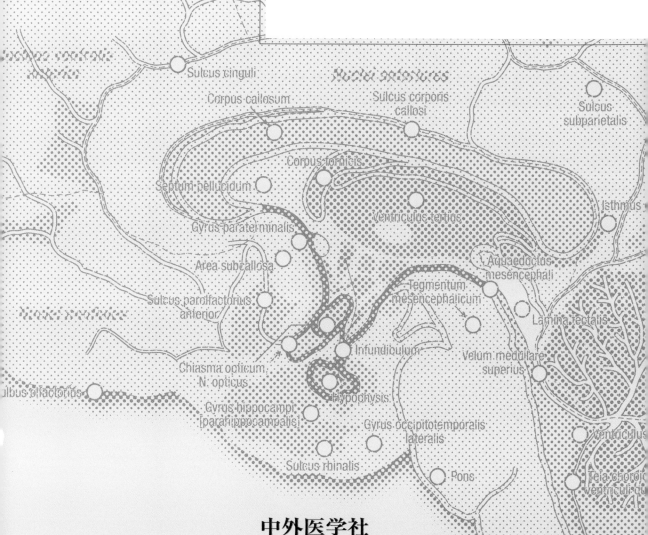

中外医学社

執筆者一覧 （執筆順）

碓 井　　智	広島大学大学院医歯薬保健学研究院脳神経外科学
栗 栖　　薫	広島大学大学院医歯薬保健学研究院脳神経外科学教授
藍 原 康 雄	東京女子医科大学脳神経外科講師
川 俣 貴 一	東京女子医科大学脳神経外科教授・講座主任
立 花　　修	金沢医科大学脳神経外科教授
斉 藤 延 人	東京大学大学院医学系研究科脳神経外科教授
金　　太 一	東京大学大学院医学系研究科脳神経外科
松 尾 孝 之	長崎大学大学院医歯薬学総合研究科脳神経外科教授
中 尾 直 之	和歌山県立医科大学脳神経外科教授
井 川 房 夫	広島大学大学院医歯薬保健学研究院脳神経外科学准教授
天 野 耕 作	東京女子医科大学脳神経外科
岡　　秀 宏	北里大学医学部脳神経外科教授 / 北里大学メディカルセンター病院長補佐
後 藤 剛 夫	大阪市立大学大学院医学研究科脳神経外科講師
大 畑 建 治	大阪市立大学大学院医学研究科脳神経外科教授
西 岡　　宏	虎の門病院間脳下垂体外科医長
高 野 晋 吾	筑波大学附属病院脳神経外科病院教授
阿 久 津 博 義	筑波大学医学医療系脳神経外科講師
北 野 昌 彦	富永病院副院長 / 脳神経外科主任部長
林　　基 弘	東京女子医科大学脳神経外科講師
鈴 木　　諭	九州大学大学院医学研究院神経病理学准教授
岩 城　　徹	九州大学大学院医学研究院神経病理学教授
井 下 尚 子	虎の門病院病理診断科医長
藤 尾 信 吾	鹿児島大学大学院医歯学総合研究科脳神経外科
有 田 和 徳	鹿児島大学大学院医歯学総合研究科脳神経外科教授
三 木 伸 泰	東京クリニック内分泌代謝内科統合診療部門主任部長
小 野 昌 美	東京クリニック内分泌代謝内科間脳下垂体疾患部門部長
伊 藤 純 子	虎の門病院小児科部長
長 崎 啓 祐	新潟大学医歯学総合病院小児科講師
廣 畑 倫 生	帝京大学医学部脳神経外科
松 野　　彰	帝京大学医学部脳神経外科主任教授

監修の序

　頭蓋咽頭腫は頭蓋内腫瘍のうち膠芽腫や星細胞腫などの悪性腫瘍と比較して，病理学的には良性腫瘍に分類されています．しかし，頭蓋咽頭腫の発生部位が頭蓋の中心で，さらに頭蓋底であることから，種々の困難な課題が発生いたします．腫瘍の前方には視神経，内頚動脈，前大脳動脈，後下部には下垂体，下垂体茎，上方には視床下部が存在します．腫瘍が巨大になれば脳室を占拠します．これらの血管や器官は人の生命維持に重要な役割を持っているために，腫瘍が原因であるいは治療過程で日常生活に影響が大きい内分泌障害，視力障害，記銘力障害，症例によっては高次脳機能障害さえ生じます．したがって，頭蓋咽頭腫は病理学的には良性とされてはいますが，臨床的あるいは患者の日常生活上は多くの困難性を伴います．医療は，単に頭蓋咽頭腫を摘出するだけではなく，本疾患から派生し患者の日常生活に起きる多くの困難な課題にも対応できることが肝要だと考えられます．従来の教科書では，頭蓋咽頭腫を如何に障害を残さないで摘出するかに多くの紙数が割かれておりました．しかし，摘出後に残る多くの日常生活上の課題（後遺症）に答える教科書はほとんど見当たりません．本書は頭蓋咽頭腫の医学的解説，特に腫瘍摘出に重きを置いただけでは解決できなかった課題にも十分対応できる解説を付けて編集いたしました．

　解説の仕方も重要と考え，一般論では解りにくい考え方を習得するために，具体的な症例を用いて，治療法の考え方を学べるようにしました．また，患者が外来で訴える症状を症状発生のメカニズムから解説し，その対応を具体的に記載することに力を注いでおります．本書は，従来患者が医師に訴えても医師が症状のメカニズムを理解していないために起こる無対応な課題も，十分に対応できるようになる工夫がされています．

　本書は，脳神経外科医のみならず，患者家族，小児科医，内分泌内科医および小児期の頭蓋咽頭腫から派生する多くの課題に対応するために，学校の先生にも参考になる内容となっています．

　本書を読めば，頭蓋咽頭腫の患者目線で患者が真に困っている課題に適切に対応できるようになると確信致しております．

平成 28 年夏　（一社)日本脳神経外科学会専門医試験を終えて

(一社)日本脳神経外科学会理事長
山形大学医学部先進がん医学講座

嘉 山 孝 正

序

　頭蓋咽頭腫は良性腫瘍ですが，全摘出が困難であるがゆえに再発を繰り返し転帰不良となることがあり，古くより，解剖学的悪性腫瘍とも言われていました．特に小児では腫瘍が残存すると早期に再発を繰り返し，治療困難となる例もありました．現代でも1回の手術で全く後遺症なく完治となることはまれであると思われます．

　本疾患は，基本的に手術以外に有効な治療法はなく，近年，頭蓋底手術，内視鏡手術を含めその進歩は目覚ましく，手術アプローチ戦略が重要です．それぞれ一長一短はありますが，下垂体柄の温存方法，腫瘍と視床下部との剥離方法など経験を共有すべきと考えられ，3D画像再構成を利用した術前シミュレーションを含め，是非本書で共有していただければ幸いです．豊富な図・写真と手術に関してはインターネットを利用した動画を含み，ネット環境さえあればどこでも動画を見ることができます．あまり経験がないアプローチも動画で確認でき，先生方のお役に立てると確信しております．さらにできるだけ多くの患者様のお役に立てることができましたら幸いです．また，手術の困難さもさることながら，術後のホルモン療法を含め長期フォローが必要なため，認知機能障害，視力視野障害，ホルモン障害や肥満の問題など多くの問題点もあります．

　本書は頭蓋咽頭腫の臨床像，様々な手術方法，画像診断，ラトケ嚢胞との移行を含めた病理診断，放射線治療，小児と成人の管理方法，難治例などあらゆる面から考察したこれまでにない頭蓋咽頭腫に特化した本であります．

　執筆をお願いした先生方は，脳神経外科のみならず，小児科，内科，放射線科と幅広く日本の第一線でご活躍している先生ばかりで，超ご多忙にもかかわらず，充実した内容に仕上げてくださり，この場を借りて厚く御礼申し上げます．様々な臨床の場で，本書がお役に立てればこの上ない幸せでございます．

　　2016年8月

広島大学大学院医歯薬保健学研究院脳神経外科学

井 川 房 夫

目　次

CHAPTER 1　疫学，症状，内分泌所見 〈碓井　智　栗栖　薫〉

A．疫学　1
B．症状　2
C．内分泌所見　4

CHAPTER 2　小児の臨床像 〈藍原康雄　川俣貴一〉

A．小児頭蓋咽頭腫の疫学　6
B．小児期発症頭蓋咽頭腫の初発症状　7
C．視機能障害（長期予後）　7
D．視床下部障害（長期予後因子）　8
E．視床下部性肥満の疫学　8
F．外科的摘出術　10
G．術後合併症　11
H．腫瘍再発時放射線治療　15
I．頭蓋咽頭腫における標準化死亡比　16
J．長期フォローアップガイドライン　16
K．ヘルス・リテラシー（health literacy）　17

CHAPTER 3　画像診断

1　総論 〈立花　修〉　19
A．頭蓋単純撮影　19
B．頭部 CT　19
C．頭部 MRI　20
D．鑑別疾患と画像診断　24
E．術後の画像撮影　24
2　術前シミュレーション 〈斉藤延人　金　太一〉　27
A．融合 3 次元画像について　27
B．アプローチ別の検討　30
C．頭蓋咽頭腫シミュレーションの実際　31

CHAPTER 4 外科解剖 ……………………………………〈松尾孝之〉

A．視床下部・下垂体・下垂体茎	36
B．経鼻アプローチで必要な解剖	44
C．分類	47

CHAPTER 5 外科治療 ……………………………………………

1 Pterional approach ………………………………〈中尾直之〉 54
　A．術前検討 54
　B．手術手技 55
　C．合併症およびピットホール 59
　D．症例 60

2 Dolenc approach ………………………………〈井川房夫〉 62
　A．体位，皮膚切開，開頭 62
　B．頭蓋咽頭腫に対する Dolenc approach の実際 62
　C．頭蓋咽頭腫に対する Dolenc approach の利点 70

3 Interhemispheric（translamina）terminalis approach
　………………………〈川俣貴一　天野耕作　藍原康雄〉 72
　A．術前の注意点・要点 72
　B．手術手技（準備とアプローチ） 73
　C．手術手技（腫瘍摘出など） 76
　D．合併症・術後の注意点 78
　E．症例提示 79

4 Transventricular approach …………………………〈岡　秀宏〉 81
　A．手術アプローチの選択 81
　B．術前術後の注意点 81
　C．経脳室法の手技 83
　D．合併症 84
　E．症例 85

5 Transpetrosal approach …………………〈後藤剛夫　大畑建治〉 87
　A．手術適応 87
　B．術前画像診断 88
　C．手術法 89

6 Endonasal surgery ………………………………〈西岡　宏〉 95
　A．経鼻手術の発展と頭蓋咽頭腫 95
　B．鞍内・鞍隔膜下頭蓋咽頭腫に対する経鼻手術 96
　C．鞍上部頭蓋咽頭腫に対する拡大経鼻手術 100
　D．適応と限界 102
　E．合併症 103

7 Endoscopic transventricular surgery·····················〈高野晋吾〉 105
　A．神経内視鏡手技 105
　B．症例提示 106
　C．結果 108
　D．考察 110

8 Endoscopic keyhole surgery（Supraorbital keyhole approach）
　···〈阿久津博義〉 113
　A．手技 114
　B．合併症 116

9 Extended transsphenoidal approach·····················〈北野昌彦〉 118
　A．術前術後の注意点 118
　B．手技 119
　C．合併症 124
　D．症例 127

CHAPTER 6
定位的放射線治療·····························〈林 基弘　川俣貴一〉 ●
　A．ガンマナイフによる頭蓋咽頭腫治療戦略 131
　B．ガンマナイフ術前術後の注意点 131
　C．ガンマナイフ治療手技 133
　D．ガンマナイフによる腫瘍制御 133
　E．ガンマナイフによる治療後合併症と再発対策 133
　F．症例提示 134
　G．考察 139

CHAPTER 7
病理所見··· ●
1 組織型，mutation·····························〈鈴木 諭　岩城 徹〉 141
　A．病理学的所見 141
　B．電子顕微鏡所見 143
　C．鑑別診断 143
　D．遺伝子異常 146
2 ラトケ嚢胞との関係·····························〈井下尚子〉 148
　A．頭蓋咽頭腫の組織像 148
　B．ラトケ嚢胞とは 150
　C．肉芽腫性変化との鑑別 150
　D．嚢胞性病変の考え方 151

CHAPTER 8 成人術後管理

1 水・電解質・内分泌管理 〈藤尾信吾　有田和徳〉 152
　　A．周術期管理 152
　　B．慢性期管理 155
2 性腺ホルモン管理 〈三木伸泰　小野昌美〉 158
　　A．下垂体機能低下症の特徴 158
　　B．下垂体機能低下症の実態 158
　　C．性腺機能低下症 160
3 肥満・過食管理 〈小野昌美　三木伸泰〉 165
　　A．視床下部性肥満の発症頻度と時期 165
　　B．視床下部性肥満と解剖学的障害部位 165
　　C．視床下部性肥満の発症メカニズム 167
　　D．視床下部性肥満を発症させる危険因子 167
　　F．治療 169

CHAPTER 9 小児術後管理

1 水・電解質・内分泌管理 〈伊藤純子〉 173
　　A．術前の評価 173
　　B．周術期の水・電解質管理 174
　　C．退院に向けた管理 177
2 長期成長管理 〈長崎啓祐〉 179
　　A．症例 179
　　B．小児頭蓋咽頭腫術後の成長管理 186

CHAPTER 10 再発，難治性，悪性転化 〈廣畑倫生　松野 彰〉

　　A．再発・難治性頭蓋咽頭腫 188
　　B．再発頭蓋咽頭腫の症例提示 189
　　C．悪性頭蓋咽頭腫 190

あとがき 195
索引 196

疫学，症状，内分泌所見

A 疫学

1 発生部位

頭蓋咽頭腫は胎生期頭蓋咽頭管の遺残組織であるラトケ嚢を発生母地とする胎生期遺残性腫瘍である．ラトケ嚢は下垂体茎前面から漏斗部にかけて存在するため，ほとんどの頭蓋咽頭腫はトルコ鞍上部に存在する．鞍上部に限局するのは20％で，70％がトルコ鞍上部から鞍内にかけて存在する．一方，トルコ鞍内に限局するのは5％程度である．トルコ鞍上部の腫瘍はときに，前頭蓋窩，中頭蓋窩，後頭蓋窩へ進展する 図1 ．非常に稀に，鼻咽頭部[1]，蝶形骨洞・篩骨洞[2]，視交叉内[3]，後頭蓋窩[4]，小脳橋角部[5] に発生することがある．

2 好発年齢と頻度

頭蓋咽頭腫はわが国の脳腫瘍全国集計（2009年版）[6] によると，原発性頭蓋内腫瘍の3.5％を占める．また，小児では脳腫瘍の第4位で8.9％を占める．下垂体部腫瘍の中では，下垂体腺腫（76.4％）につぎ，15.7％を占める．第三脳室部腫瘍の中では33.2％を占め，最も多い．好発年齢は小児期（15歳未満）に18.8％，45～59歳に26.3％を占め，小児期と成人期の2峰性を示す 図2 ．発生に性差はない．

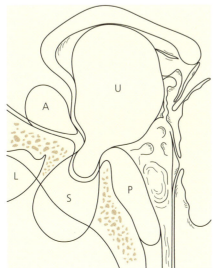

図1 Samii による頭蓋咽頭腫の grading
U：鞍上部　拡大
A：前方（前頭蓋窩）拡大
S：蝶形骨洞　拡大
L：中頭蓋窩　拡大
P：後頭蓋窩　拡大

疫学，症状，内分泌所見

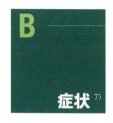

B 症状[7]

　腫瘍はゆっくりと増大するため，発症から診断まで平均1～2年かかる．下垂体部に発生するので，下垂体腺腫に類似した臨床症状を呈する．つまり，腫瘍による圧迫症状と，下垂体機能障害にともなう症状である．主な臨床症状の出現頻度を 表1 に示す．

1 頭蓋内圧亢進症状

　トルコ鞍上部の腫瘍が第三脳室前半に進展し，モンロー孔を閉塞することで水頭症に至り頭蓋内圧亢進症状で発症する．頭蓋内圧亢進により，ひどい頭痛や繰り返す嘔吐が見られる．典型的には小児例に多く，成人例ではむしろ他の症状で発見されることが多い．

2 視機能障害

　腫瘍が増大すると発生母地であるラトケ嚢の近傍に視神経，視交叉，視索が存在するため，これらを直接圧迫し，視機能障害を引き起こす．視野障害は自覚症状に乏しくても，注意深い診察や眼科的視野検査によって7割の患者に認める．成人例では，視機能障害で発症することが多い．典型的には視交叉を上方へ圧排することで引き起こされる両耳側半盲があるが，部分半盲や左右非対称で不規則な視野狭窄も生じる 図3 図4 ．

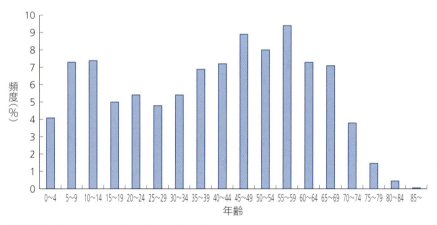

図2　頭蓋咽頭腫の年齢層ごとの発生頻度

表1　頭蓋咽頭腫における臨床症状の発生頻度

臨床症状	頻度
頭痛	60%
嘔吐	65%
視機能障害	60%
下垂体ホルモン分泌障害	40%
多尿症	15%
精神・人格障害	7%
てんかん発作	3%

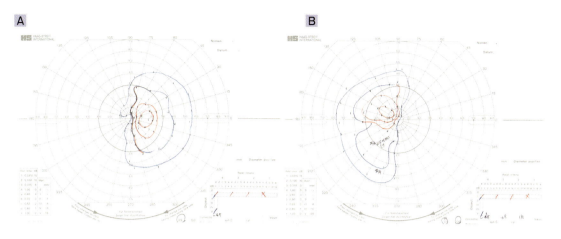

図3 Goldmann 視野計
A：左眼，B：右眼　典型的な両耳側半盲を認める．

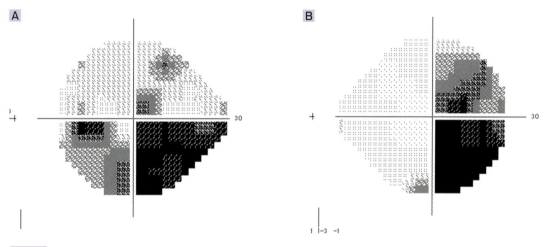

図4 静的視野検査
A：左眼，B：右眼　左右非対称で不規則な視野狭窄を認める．

3 下垂体機能障害

　小児ではGH分泌障害による低身長で気づかれることが多い．成人例では性腺刺激ホルモン分泌障害による恥毛の脱落，性欲低下やACTH分泌障害による全身倦怠感，皮膚の蒼白を認める．ACTH分泌障害の患者では，感染などの身体的ストレスによって急性副腎不全（副腎クリーゼ）で発症し，食欲不振，嘔吐，意識障害が出現することがある．また，ACTH分泌障害は低Na血症の原因にもなる．女性では高プロラクチン血症による無月経で発症することがある．

4 視床下部障害

腫瘍が鞍上部から上方に伸展し、第三脳室、視床下部を圧迫することで視床下部障害を生じることがある．視床下部・下垂体後葉機能障害で生じる尿崩症は15％程度である．

性格変化、記銘力低下などの視床下部症状は、むしろ術後に生じ術前から認める症例は稀である．

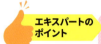

> 尿崩症の症状としては、口渇、多飲、多尿を認める．ところが、日中は頻回に排尿しても気にしている患児・患者は意外に少ない．重要なのは、「夜間頻尿」を聞き出すことである．幼少時から小学生くらいであれば、夜尿症として経過をみられていることもある．典型例では、排尿後、そのつど冷水を好んで飲む．
> 以上を踏まえて、ただ単に、「おしっこの回数は多いですか？」と尋ねるに留まるのではなく、「寝ている間に何回もトイレに行き、その度に水を飲みますか？ 特に冷たい水を好んで飲みますか？」まで聞きただすと、まず尿崩症を聞き漏らすことはない．

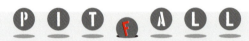

仮面尿崩症（masked diabetes insipidus）
尿崩症による多尿はACTH分泌障害を合併すると、糖質コルチコイドによる水利尿作用が抑制されるため、不顕在化する．このような症例で副腎皮質ホルモンの補充を開始したのちに顕在化した尿崩症を仮面尿崩症と呼ぶ．ACTH分泌障害をともなう患者には、副腎皮質ホルモンの補充後の尿量増加に注意が必要である．

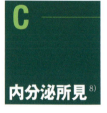

C 内分泌所見[8]

下垂体ホルモン分泌障害の症状が出現していない症例でも、下垂体ホルモン負荷検査を行うと、下垂体前葉ホルモンの分泌障害が明らかとなることがある．初期にはGH分泌障害（35〜100％）やLH/FSH分泌障害（38〜91％）が多い．さらに腫瘍増大によりホルモン分泌が障害されるとACTH分泌障害（21〜68％）やTSH分泌障害（20〜42％）を伴う．また腫瘍による下垂体茎の圧迫のため、視床下部から分泌されるプロラクチン分泌抑制因子（prolactin-inhibiting factor：PIF）が障害され、高プロラクチン血症（17〜55％）を生じる．これらの分泌障害の頻度は海外での報告であり、分泌障害の基準が一定していない．自験例の46例（2000〜2015年）では、治療開始前のGH分泌障害43.5％、LH/FSH分泌障害41.3％、ACTH分泌障害17.4％、TSH分泌障害41.3％、高PRL血症45.7％であった 表2 ．3系統以上（高PRL血症は除く）の下垂体前機能異常例は13例（28.3％）、一方、下垂体機能が正常であったのは、14例（30.4％）であった．下垂体腺腫と比べ、ACTHやTSHの分泌が障害されやすい．この種々の程度の下垂体前葉機能低下を認識して、術中・術後の全身状態の管理を

表2　頭蓋咽頭腫

自験例 46 例における下垂体前葉ホルモン分泌異常
の頻度（2000 〜 2015 年）

ホルモン	頻度
GH 分泌障害	43.5%
LH/FSH 分泌障害	41.3%
ACTH 分泌障害	17.4%
TSH 分泌障害	41.3%
高 PRL 血症	45.7%

行うべきである.

Side Memo

二次性副腎皮質機能低下症と甲状腺機能低下症とを呈している時，甲状腺ホルモン
と副腎皮質ホルモンを同時に補充開始すると急性副腎不全を引き起こすことがある
ため，副腎皮質ホルモンを先行して投与し，その数日後から甲状腺ホルモンの投与
を開始する.

▪ **文献**

1) Kanungo N, Just N, Black M, et al. Nasopharyngeal craniopharyngioma in an unusual location. AJNR Am J Neuroradiol. 1995; 16: 1372-4.

2) Jiang RS, Wu CY, Jan YJ, et al. Primary ethmoid sinus craniopharyngioma: a case report. J Laryngol Otol. 1998; 112: 403-5.

3) Brodsky MC, Hoyt WF, Barnwell SL, et al. Intrachiasmatic craniopharyngioma - a rare cause of chiasmal thickening. case report. J Neurosurg. 1988; 68: 300-2.

4) Bashir EM, Lewis PD, Edwards MR. Posterior fossa craniopharyngioma. Br J Neurosurg. 1996; 10: 613-5.

5) Aquilina K, O'Brien DF, Farrell MA, et al. Primary cerebellopontine angle craniopharyngioma in a patient with Gardner syndrome-case report and review of the literature. J Neurosurg. 2006; 105: 330-3.

6) Committee of Brain Tumor Registry of Japan. Part I General Features of Brain Tumors. Neurol Med Chir. 2009; 49: S1-S25.

7) Muller HL. Craniopharyngioma. Endocr Rev. 2014; 35: 513-43.

8) Karavitaki N, Cudlip S, Adams CBT, et al. Craniopharyngiomas. Endocr Rev. 2006; 27: 371-97.

〈碓井 智　栗栖 薫〉

CHAPTER 2 ●小児の臨床像

小児の臨床像

　小児というキーワードの切り口で頭蓋咽頭腫治療について論じる場合，まず外科医的立場から語れば，話題の中心となるのは腫瘍摘出率の問題である．脳神経外科医は皆，安全に摘出率を向上するためには，患児の年齢や腫瘍サイズに応じてどの外科的摘出術手技の選択が適切であり，可能な限り全摘出を施行することこそが，特に小児期発症の頭蓋咽頭腫治療の原点であり出発点であると考えている．一方で，術前術後時期において下垂体ホルモン補充療法を担当される小児・内分泌内科の立場からすれば，摘出率も重要であることは認識するが，術後の下垂体ホルモン補充療法ばかりでなく，特に視床下部症状治療で長期間苦労されている立場から，何とか摘出率と機能温存とが共に達成できる術はないものかと訴えられる．

　それでは，この「再発のない外科的摘出術と機能温存との両立」のみ達成できれば，それこそが我々の目指している，究極の小児頭蓋咽頭腫治療のゴールとなるのだろうか．その問の答えに少しでも近づくことを目標とし，今回の「小児の臨床像」では，決して最先端の小児頭蓋咽頭腫治療を示すのではなく，最前線の小児頭蓋咽頭腫治療の現場・現状をお伝えできればと考えた．

A 小児頭蓋咽頭腫の疫学

- 原発性脳腫瘍の 4 ～ 8%
- 小児脳腫瘍のうち発症頻度第 4 位であり 7 ～ 9% を占める
- 出生前や新生児期発症の症例も確認されている
- 頭蓋咽頭腫全体では小児期（4 ～ 15 歳未満）発症が約 20%，50 ～ 74 歳の発症がピークで 2 峰性の分布
- 男女比＝ 1.2：1 と男性にやや多い
- 家族内発症報告はあるが，単一遺伝子異常による可能性は確立されていない

　全年齢における発症率は 0.5 ～ 2 人 /100 万人 / 年だが，そのうちおよそ 30% が小児・思春期に発症する．頭蓋咽頭腫は小児期に発症する良性の鞍上部腫瘍であり，また，小児の全脳腫瘍中約 8% を占める．生命予後は良好とされており，汎下垂体機能低下症に対するホルモン補充療法も適切に行われるが，視床下部性の重症の肥満や内分泌機能低下が死亡率上昇のリスクとなっている．

　しかし，生命予後的な見地からでは「良性」群に分類される小児頭蓋咽頭腫であっても，その長期臨床経過および合併症に伴う学童社会生活への復帰困難な現状が多いことなどからは，「死亡しない悪性脳腫瘍」の異名すら持ち得る腫瘍群と

認識している.

B 小児期発症頭蓋咽頭腫の初発症状

- 肥満: 30%
- 視力障害: 62 ～ 84%
- 尿崩症: 17 ～ 27%
- 成長障害: 35 ～ 75%
- 思春期発来遅延: 40%
- ACTH 分泌不全: 25%
- TSH 分泌不全: 25%

初発症状は頭蓋内圧亢進による頭痛・嘔気が一般的だが，それぞれの頻度についての詳細な数値は明らかではない．報告者により頻度は異なるものの，内分泌障害に起因する症状が前景に出ることは少ないが，血液学的精査によって下垂体ホルモンの分泌低下が認められる．初発時のホルモン欠損は摘出術後に悪化することが多いとされており，初発症状の内訳として内分泌障害が全体の 40 ～ 87% を占めている.

▶入院・術前精査・評価の難しさ

小児頭蓋咽頭腫の患児は，その大半が上記初発症状を主訴に緊急入院してくる．成人であれば，頭蓋内精査に加えて入院時において，視力障害の程度，嗅覚障害の程度，そして高次脳機能検査を正確に検査することが可能だが，小児症例においては，まずこの入院時検査の時点で大きなハードルがある．その中で，視力検査や高次脳機能検査は，その全身状態から特に困難を極める.

C 視機能障害（長期予後）

- 初診時における視機能障害: 50%以上
- 視力障害・視野障害
    - 術後の改善: 41 ～ 48%
- 永続的視野障害のリスク: 術前の視機能障害の有無
    - 腫瘍の視交差への進展
    - 経蝶経骨洞手術は視機能の予後が改善

視力視野検査に関して述べると，乳幼児症例では，特に水頭症などを合併している臨床症状悪化症例では術前の視力視野評価は困難を極める．ただし，眼底所見の左右差は，外科的摘出術のアプローチ選択において非常に大切な臨床情報源となる．ただし学童期になれば視野検査はできなくてもフリッカー値測定であれば，検査時間も短時間であるため協力的に応じてくれる可能性がある．やはり両側視機能障害の左右差だけでも，治療前に把握しておく必要性がある.

私がこれまで担当してきた小児で，小学校入学時の視力検査まで，両親が我が子の片眼が盲であることに気づかないほど，患児自身は通常の日常生活を送っていたというケースがあった.

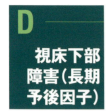

D 視床下部障害（長期予後因子）

- 満腹感の欠如による過食と肥満
- 全身倦怠感
- 身体活動の低下
- 概日リズムの障害：睡眠の不規則性・日中の眠気
- 体温調節障害
- 循環器自律神経系の異常

　視床下部障害は，診断時の35％には既に認められるといわれる．そして，それ以上にこれらの機能不全は，全摘出術後に65〜80％に増加するという報告もある．機能予後として患児童のQOLに術後に大きく影響するのは視床下部障害なのである．

　初診時の視床下部障害の同定は困難であることが多く，臨床症状としては記銘力障害や行動障害などの精神症状の有無，満腹感の欠如による過食と肥満，全身倦怠感，身体活動の低下などを丁寧に患児本人および家族に問診する必要性がある．また，概日リズムの障害としての睡眠の不規則性・日中の眠気などは学校の先生からの情報収集も必要となる．その中で，最も見落とされる傾向の臨床症状に，体温調節障害や循環器自律神経系の異常が挙げられる．

　特に患児とその家族を苦しめる視床下部性肥満症は，視床下部における腫瘍および疾患に起因する．小児脳腫瘍のなかで頭蓋咽頭腫によって引き起こされる視床下部性肥満は，大きな問題となっている．前述したように，良好な生存率にもかかわらず頭蓋咽頭腫患児は，心血管死亡率の高さにつながる重度の肥満が半数に至り，長期的な後遺症の多い生活の質の低下をもたらす．重度肥満の要因は，満腹シグナルの伝達経路が内側および後部視床下部の神経核を経由しているため，これらの損傷が，過食，急激な体重増加，脳内でのインスリンおよびレプチン抵抗性をもたらす．交感神経活動の減弱がエネルギー消費を低下させ，脂肪組織におけるエネルギー貯蔵を増加させる．

　ここから少し，視床下部性肥満の疫学とメカニズムについて述べる．

E 視床下部性肥満の疫学

視床下部性肥満の代表的な原因を示す．
- 腫瘍：頭蓋咽頭腫，胚腫，星細胞腫，髄芽腫，下垂体巨大腺腫，松果体腫，コロイド嚢胞，過誤腫
- 炎症：ランゲルハンス組織球症，脳炎，サルコイドーシス，結核
- 脳神経外科的手術侵襲
- 頭蓋放射線治療
- 単一遺伝子変異：leptin, leptin受容体，MC4受容体，CART，POMC，BDNF（TrkB）
- 遺伝的症候群：Prader-Willi症候群，Bardet-Biedl症候群
- 薬剤性：3環系抗うつ薬，クロールプロマジン

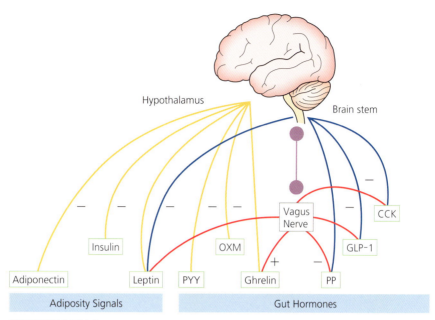

図1 摂食関連ホルモン

　摂食に関係する末梢のホルモンが中枢神経系に至る経路の概略である **図1**．この中で摂食調節に重要な内分泌因子はレプチンとグレリン，インスリン，そしてアディポネクチンである．それぞれのホルモンは自律神経および迷走神経を介して延髄に到達する経路や，血液経由で脳血液関門のバリア機能が緩やかである視床下部室傍核にもたらされる．グレリンは唯一の摂食促進をもたらすホルモンである．脂肪細胞から分泌されるものはアディポネクチンとレプチンであり，消化管から分泌されるものはPYYとグレリンなどである．

　満腹中枢として知られる視床下部腹内側核（ventromedial hypothalamic nucleus: VMH）の破壊によって動物に肥満と過食が生じることから，VMHが視床下部性肥満の責任中枢と考えられてきた．しかし肥満遺伝子産物であるレプチンの発見以後，新規の摂食調節ペプチドやその受容体の発見が相次ぎ，視床下部内に食行動調節に関する新たな神経ネットワークが形成されていることが明らかになった．特に豊富にレプチン受容体を有し，各種神経ペプチドを産生している弓状核（arcuate nucleus: ARC）はその中心的役割を担っている．

　視床下部における摂食調節では，2つの重要なニューロン，NPY/AGRPニューロンが促進させ，POMCニューロンが抑制させる．弓状核（ARC）はfirst order centerとされ，この部分の血液脳関門は寛容にできており，末梢の液性情報を最初に感知する神経核である．

　Second order centerとして室傍核（PVN）を代表とする，視床下部外側核（LHA），背内側核（DMH）が存在する．これら神経核は弓状核より直接に投射を受けるとともに，延髄の孤束核などからの神経情報も入力され，それらを統合して摂食調節を行っている．それぞれの神経核には摂食関連ペプチドが発現して

小児の臨床像

おり摂食抑制作用はPOMC・CART, オキシトシン, CRH, ネスファチン1がその代表である.

摂食促進作用はニューロペプチドY, アゴウティ関連ペプチド, オレキシン, メラニン凝集ホルモン（MSH）である. 延髄の孤束核も血液脳関門は寛容にできており, 末梢の液性情報を最初に感知する神経核である. 脂肪組織の分解の制御は交感神経線維によって調節されており, 脂質合成は, 脳室周囲核と視交叉上核の副交感神経支配によって制御されている 図1 .

▶Prader-Willi 症候群

父由来染色体の15q11-q13の発現欠如
1) 70％が欠失
2) 25％が母由来の片親性ダイソミー

新生時期：筋緊張低下による哺乳障害があり, チューブ栄養を必要とすることが多く, 停留精巣, 陰嚢低形成などが必発.
小児期：過食, 精神発達遅滞
学童期・思春期：低身長と性腺機能不全
成人期：肥満・糖尿病, 肥満による呼吸障害, 性格の頑固さを認める.
　オキシトシンニューロンが健常人に比して40％の減少をきたしている.

新生児期の臨床症状は筋力低下と体重増加不良, 小児期からの過食, 精神発達遅滞, 学童期・思春期の低身長と性腺機能不全, 成人期の肥満・糖尿病, 肥満による呼吸障害, 性格の頑固さなどを特徴とする.

精神発達遅滞, 性腺機能不全, 過食と高度肥満など視床下部障害を疑わせる臨床症状はあるものの, MRIや内分泌学的検査の結果は直接に視床下部障害を示唆する所見は得られていない.

最近の知見では, 視床下部室傍核でのオキシトシンニューロンが健常人に比して40％の減少を認めるとの報告がされており, このことが摂食調節に重要な役割を示す神経核の欠損と肥満とを関連づけるものである.

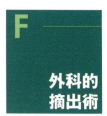

F 外科的摘出術

外科的アプローチとしては, 経鼻（経蝶形骨）的腫瘍摘出術と開頭腫瘍摘出術に大別できる. 小児頭蓋咽頭腫に対して, どちらの摘出術が適しているかという一元的な議論は難しく, 実際の臨床の現場では, 患児の年齢, 腫瘍のサイズ, 伸展方向, 正常解剖構造と腫瘍の位置関係, 一期的手術か二期的手術を目指すかなどで最終選択をすることとなる. 各施設間での得意とする外科的アプローチは分かれるところだが, 小児頭蓋咽頭腫において初回の手術時の摘出率と, 術後合併症の程度がその後の患児の予後を大きく左右するため慎重な選択が求められる.

脳神経外科医は, 腫瘍摘出率に治療の重点を置く傾向にあるが, 術後の合併症（視床下部, 下垂体機能障害, 高次脳機能障害など）の程度と手術アプローチの相関関係などについては, 今後は多施設において後方視的のみならず前方的な臨床研究検討として重要になってくると考える.

G 術後合併症

1 下垂体ホルモン

①尿崩症：17 〜 27%

- 術後の悪化：腫瘍の進展と視床下部への浸潤
- 術後一過性尿崩症：80 〜 100%
- 永続的尿崩症：40 〜 93%

初診時における下垂体機能障害は全体としては 40 〜 87%であるが，尿崩症に関しては術後に永続的なデスモプレッシンによる補充療法が必要となる例は過半数に至ると考えられる．尿崩症そのものが生命予後に影響するかの直接的な証明はないが，尿崩症を発症している and/or 発症した群の標準化生存率は上昇を認める．

小児症例の場合，術後に口渇中枢さえ破壊されていなければ点鼻薬（極端な視力障害がない場合）であっても，内服薬（食事制限のハードルはある）であっても薬の使用指導を行い退院後も学童生活に復帰することは難しくない．しかし，口渇中枢が破壊されている場合には，水筒に決まった容量の飲み水を入れて登校し，1 日での飲水量を徹底させる必要性がある．飲水摂取を怠ると，夏期などはどんなに点鼻，内服薬を徹底してる場合でも，高張性脱水にて救急搬送されることは珍しくない．

②成長ホルモン（GH）分泌不全：初診時：26 〜 75%

- 臨床的には数年前から観察される成長障害
- 術後：70 〜 92%
- 成長ホルモン補充療法への反応：70%は良好
- GH 補充療法は頭蓋咽頭腫の再発率に直接影響しない

診断時に肥満を伴っていた小児頭蓋咽頭腫患者でGH補充を行わずに経過観察中の成長率が保持された児もいる中で，成長促進を目的とせずに GH 補充を行い体脂肪の低下と筋肉量の増加・インスリン・血清脂質を含む生化学的な代謝の維持に GH 補充が有用であったとの報告もある．

再発に関する因子には以下の 3 つが報告されている．

1）若年発症
2）GH 補充開始が低年齢
3）放射線療法を受けていない

2 視床下部障害

- 肥満症
- 尿崩症
- 下垂体前葉機能障害（GRH・TRH・CRF・LH-RH）
- 体温調節機能不全

視床下部性肥満では食行動調節以外の視床下部機能にも障害が及び，肥満以外

小児の臨床像

の種々の症状を示す．主なものは，1）不眠症を含めた睡眠覚醒リズム障害，2）体温調節異常，3）内分泌異常などである．

　また腫瘍などによる頭蓋内圧迫症状としての視野欠損，頭痛症状も認められる．小児期発症の頭蓋咽頭腫について，現存の下垂体ホルモン補充は有効であるが，視床下部障害の回復には不十分であると思われる．特に視床下部障害による肥満は，摂食調節異常とエネルギー消費の減弱が主因であるため，肥満による二次障害が，小児期以降の合併症有病率と死亡率上昇に寄与しているのが現状である．現時点では，有効な根拠のある薬物治療は乏しくエネルギー代謝での恒常性を保つ病態生理に基づいた知見が，治療向上のために必要で，今後治療指針を確立するためには，下垂体機能・視床下部機能・高次脳機能などを含めた長期治療成績に基づく解析が重要と考える．近年，心血管疾患の発症率が増加，診断後5年でメタボリック症候群のリスクが3倍に増加するとの報告もある．

　それでも，患児と家族の術後視床下部性肥満との闘病生活は，涙ぐましいものがある．小児頭蓋咽頭腫患者の初診時の肥満発症頻度は12～19%と言われており，体重増加は下垂体ホルモンの補充を十分に行っても発症してしまう．食事制限のみでの治療法では，非常に効果が乏しく視床下部におけるエネルギー調節の障害，身体活動の阻害，概日リズムの障害により重症肥満を引き起こすとされている．初診時の肥満の程度は治療後の6か月もしくは12か月での肥満と相関するとされており，治療後の重症肥満の発症頻度は55%に達するとの報告もある．

　また，臨床の現場では，上記の術後視床下部性肥満に対するGH補充開始のタイミングが議論となることが非常に多い．初回摘出後に残存腫瘍がある場合や，再発放射線治療直後などにGH補充を開始することで腫瘍の再増大を誘発することを危惧してのことである．初回術後から2年以上経過していれば，GH補充を開始しても再発のリスクは低いといわれているが，2年という期間に明らかなエビデンスがあるわけではない．

　GH補充療法開始のタイミングは，患児（注射が怖いことから，GH補充を嫌がってしまい途中断念する患児も少なくない）本人と，家族とに主治医がしっかりとしたインフォームド・コンセントを行った上で勧める必要がある．その際に，治療提供側は外科，内科，放射線科などの各々の立場から意見を十分に議論した上で統一見解に至り，治療選択肢を提示しない限り，ますます患児を迷わせてしまうことになりかねない．

3 てんかん

　頭蓋咽頭腫にかかわらず，小児脳腫瘍治療中の患児には皆このてんかん発作治療の問題がつきまとう．頭蓋咽頭腫特有のてんかん発作という分類があるわけではないが，乳幼児頭蓋咽頭腫では腫瘍の嚢胞内容成分が術前から漏洩し髄膜刺激症状を伴ったてんかん発作には注意しなければならない．また，腫瘍摘出後の難治性てんかんの治療においては，視床下部障害からの傾眠傾向に抗てんかん薬の副作用としての傾眠障害が重複する可能性もあるため，治療薬の種類，投与量，

投与期間には十分な検討が必要となる.

❹ 高次脳機能障害　図2　図3

- Total IQ の低下
- 単回完全切除術＞− 9.8 ポイント
- 部分切除術＋放射線療法＞− 1.25 ポイント
- 再発後の 2 回目外科手術＞− 13.1 ポイント
- リスク因子：7.4 歳以下，積極的拡大摘出術，尿崩症，診断時の水頭症

　視床下部障害としての過食症，易刺激性，攻撃性，易怒性などが 85% に認められ，うつ状態が 64% で薬物療法を要した[1, 2].

　前記した通り，本来であれば治療開始前（術前）での高次脳機能の評価が可能であれば理想的であるが，一般的に初診時の小児頭蓋咽頭症症例は，その全身状態の悪さから高次脳機能検査が施行できないことが多い.

　術後に高次脳機能障害を精査するにあたり，まず大切なのがどの心理検査・評価項目を用いて評価を行うかということである．一般的には WISC-III, IV 知能検査（Wechsler Intelligence Scale for Children），DN-CAS（Das-Naglieri Cognitive Assessment System），田中ビネーなどが挙げられるが，それぞれの年齢相に応じた評価項目を選択する必要性がある.

　問題点は，脳外科医，内科医から臨床心理士に高次脳機能評価依頼を行い，その評価検査結果のみを，口頭で患児とご家族は告げられるのみで，詳細な説明がもらえないまま路頭に迷っていることが非常に多いことである．IQ 値の変動だけを伝えられても，患児も本人も日常生活において改善の糸口がつかめない．頭部 MRI 上は腫瘍再発なく，下垂体ホルモン値上，ホルモン補充は順調に行えていることと，頭蓋咽頭腫治療後の患児が順調に学童復帰できることとはイコールではないことを，治療スタッフ側は熟知しておく必要性がある.

　特に，学童生活サポートは復学する学校側への病態の理解をして頂く上で，退院後（可能であれば退院前の入院期間中から）の外来診療において重要な役割を果たす．そのためには，病院ケースワーカーの介入も必須であるが，専門の臨床心理士により下位検定（プランニング，注意喚起，同時処理，継次処理）をしっかりと行って頂き，それぞれの患児に応じた，家庭内，学童生活内での対応策を構築してアドバイスすることが理想的である.

　これらの評価が機能すれば，術後患児が普通級に復学可能なのか，支援級（科目別でもよい）に進級した方が患児の負担を減らすだけでなく，高次機能障害の部分を補うような授業形式をとってもらうことも，学校側との協議で可能となってくる．可能であれば，通常の外来通院時に，専門の臨床心理士との面談時間を設けることが理想と思われる.

小児の臨床像

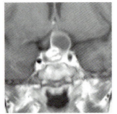
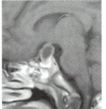

TSS, residual cyst

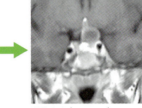
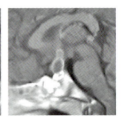

AIH, total removal

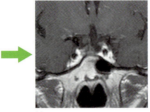
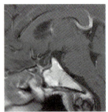

No recurrence

初発 2 年時
WISC-Ⅲ FIQ＝74, VIQ＝74, PIQ＝79
↓
初発 4 年後
WISC-Ⅳ FSIQ＝76
言語理解 VCI＝84
知覚推理 PRI＝76
ワーキングメモリー WMI＝65
処理速度 PSI＝96

Impression: No change

初発 6 年後, Total 78
　Planning 79, Simultaneous 91,
　Attention 93, Successive 71
初発 8 年後, Total 83
　Planning 81, Simultaneous 83,
　Attention 100, Successive 87
：統計学的優位差なし．Successive に
　関しては下位検査「統語の理解」に
　大幅な点数の上昇あり．

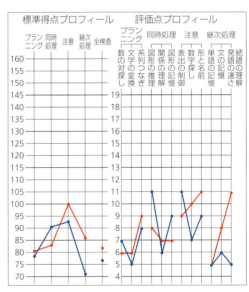

図2　9-year-old-boy: TSS ＋ craniotomy
・ホルモン補充は継続　・高次脳機能障害あり

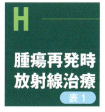

図3 心理／知能検査が計るもの -DN-CAS-
Planning（プランニング），Simultaneous（同時処理），Attention（注意），Successive（継次処理）の4側面から認知プロセスを評価する

H 腫瘍再発時放射線治療 表1

鞍上部，視交叉周辺，その他播種性再発病変を頭部MRI上指摘された場合，治療選択肢となるのが定位放射線照射である．定位放射線照射には，ガンマナイフに代表される1回照射の定位手術的照射（stereotactic radiosurgery：SRS）と，数回に分割して照射する定位放射線治療（stereotactic radiotherapy：SRT）に大別されるが，そのどちらを選択するべきか，術野で実際に腫瘍を摘出した外科医と放射線治療医とが，解剖学的再発部位と必要照射量から議論決定する必要性がある．

ここで，小児特有の問題点が治療中の麻酔鎮静問題である．中高学年以上の学童期の患児であれば，MRI撮像時に行う鎮静レベルで検査時間安静を保てることがあるかもしれないが，低学年学童期以下の小児では，完全な挿管呼吸器管理下での全身麻酔が必須となる．麻酔科，臨床工学士，看護師の協力体制の構築は最低限であり，それ以上の院内医療安全上の問題点，また保険診療上の問題点等から，こうした低年齢発症の頭蓋咽頭腫再発症例に対する放射線治療には多くの解決すべき問題点がある．

▶**手術法と追加放射線療法による後遺症出現頻度**

クラークらの報告によれば，109文献の531名の文献的な検討を行い，生検＋／－放射線療法，部分摘出術＋／－放射線療法，全摘出術＋／－放射線療法での補助療法の効果を除外した後遺症の有病率について検討した．術後の内分泌機能異常，尿崩症，肥満，汎下垂体機能低下症，視機能障害，神経学的機能低下の有病率を比較したのである．

その結果は，肥満の有病率のみが治療方法に影響を受けず94％以上の後遺症を認め，いかなる治療においても非常に避けにくい合併症であることが示されている．その中で，全摘出術後の後遺症の有病率が増加したのは，汎下垂体機能低

表1 手術法と追加放射線療法による後遺症出現頻度

Outcome	Biopsy	STR	GTE	p Value
postop endo dysfxn				
yes	18 (21)	38 (55)	112 (59)	< 0.001
no	68 (79)	32 (45)	79 (41)	
postop DI				
yes	5 (6)	7 (10)	48 (25)	< 0.001
no	81 (94)	64 (90)	143 (75)	
postop obesity				
yes	2 (2)	1 (1)	11 (6)	0.18
no	84 (98)	70 (99)	180 (94)	
postop panhypopit				
yes	2 (2)	10 (14)	30 (16)	0.006
no	84 (98)	61 (81)	161 (84)	
postop visual dysfxn				
yes	12 (14)	3 (4)	11 (6)	0.03
no	74 (86)	69 (96)	180 (94)	
postop neuro dysfxn				
yes	1 (1)	5 (7)	20 (11)	0.02
no	85 (99)	66 (93)	171 (89)	

(Clark AJ, et al. J Neurosurg Pediatrics. 2012; 10: 293-301)

下症を含む内分泌機能異常と尿崩症が有意であった.

I 頭蓋咽頭腫における標準化死亡比 図4

スウェーデンにおける24年間の死亡率統計をもとに頭蓋咽頭腫患者における標準化死亡比を表したものである. 小児の生存率はそれぞれ, 5年100％, 10年96％, 15年89％. また, 生命損失年数は成人の9年に比して55.1年であった. 2型DMのSIR（標準化罹患比）は34倍, 重症感染症のSIRは14倍, 脳梗塞は365倍だった[3].

下垂体機能低下症を有すると, 心血管イベントでの死亡率は上昇する. 小児における標準化死亡比は17倍と他の報告の多くは3～9倍とするものが多い中, Erfurthらは心血管疾患による死亡率は3～19倍との報告もある.

このことから, 頭蓋咽頭腫は腫瘍そのものによる死亡率よりも, 一般的な小児がん治療において2次癌発生があるように, 術後合併症による死亡率に注意しなければなならいということだろう.

J 長期フォローアップガイドライン 図5

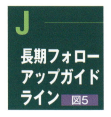

他の小児固形腫瘍や, 髄芽腫, 胚細胞腫などと異なり, 頭蓋咽頭腫は過去にわが国の研究班や学会主導等で実施された長期フォローアップに関するアンケート等のデータ収集および分析を全国統一で行う機会が少なかった. その理由の一つに, 主治医（主科）となるべき医師が, 治療の段階に応じて内科から外科, そして再度外科から内科へ頻回に変更交代せざるをえない現状がある. そのため小児期から成人期への患児移行の問題ばかりでなく, 医師自身の頭蓋咽頭腫に対する意識調査も含めて, 過去の特定時点における長期フォローアップ患者数（性別, 年齢別, 転院の有無, 転院先, 結婚出産有無）等のデータ集積が必要と考えられる.

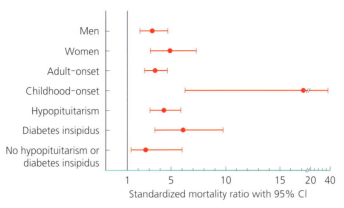

図4 頭蓋咽頭腫における標準化死亡比
(Olsson DS, et al. J Clin Endocrinol Metab. 2015; 100: 467-74)[3]

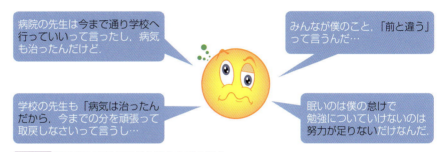

図5 脳腫瘍治療後のこども達の中での訴え
復学後の訴え「日常生活は送れるが，勉強についていけない！」
学校の先生からの指摘「授業中にボーっとしており，居眠りが多い」

まず，その第一歩として，小児頭蓋咽頭腫長期フォローアップの必要検査項目などを添付した「小児頭蓋咽頭腫長期フォローアップガイドライン」を学術集会主導で作成するべきではないだろうか．

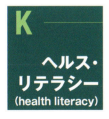

K ヘルス・リテラシー (health literacy)

今回述べさせて頂いたように，小児頭蓋咽頭腫は生存率そのものの維持はできても，診断，手術加療後に，長期間ホルモン補充療法を継続する必要性を認める．患児は，学童生活や社会生活への復学・復帰の際に様々な問題へと直面している現状がある．しかし，小児期から学童期，成人期にわたっての長期医療サポートが必要となるわけであるが，それぞれの治療期間に応じて主治医が，小児医から脳神経外科医，そして内分泌内科医，内科医などと交代することも珍しくはない．そのため，患児本人は，一体自分の主治医はどの先生なのか，自分のことを一番わかってくれているのはどの先生なのかと不安な境地に追い込まれてしまうことが非常に社会問題となる．

ヘルス・リテラシーとは，健康面での適切な意思決定に必要な，基本的健康情報やサービスを調べ，納得，理解し，効果的に利用する個人的能力の程度を意味している[4]．

今後，頭蓋咽頭腫の患児に限らないが小児脳腫瘍患児の長期フォローアップガ

イドラインの作成は必須であり，患児および主治医は，健康情報を効果的に利用し，健康維持・増進に役立たせる能力を向上させるべきであろう．

そして，ヘルス・リテラシーに関する公衆衛生での目的は，社会市民（健康な方ばかりでなく，頭蓋咽頭腫のような小児脳腫瘍経験者）の保健に関する知識・理解・能力を向上させ，より健康的な生活を送れるように自立支援することであると思われる．

おわりに

今回「小児頭蓋咽頭腫」という大命題を与えられて，どのようにまとめるべきか正直大変迷った．単なる過去の論文レビューをしても的が外れているし，かといって Evidence の乏しい内容となってもよろしくない．そこで，自分がたどりついた結論が，自分自身がこれまで，初診，手術，術後外来診察を行ってきている頭蓋咽頭腫のこども達の現状と問題点をそのまま，お伝えしようということとなった．学術的記述としては，他の項目の先生方の内容と比較して，説得力に欠けるものとなってしまったかもしれないが，今回の内容は同じ「E」でも Experience based of Medicine ということでご理解頂ければ幸いである．

謝辞

なお，執筆にあたり浜松医科大学小児科　中西俊樹先生には多大なるご助言を頂いたことを，ここに感謝申し上げます．

・文献

1) Merchant TE, Kiehna EN, Sanford RA, et al. Craniopharyngioma: the St. Jude Children's Research Hospital experience 1984-2001. Int J Radiat Oncol Biol Phys. 2002; 53: 533-42.

2) Pierre-Kahn A, Recassens C, Pinto G, et al. Social and psycho-intellectual outcome following radical removal of craniopharyngiomas in childhood. A prospective series. Childs Nerv Syst. 2005; 21: 817-24.

3) Olsson DS, Andersson E, Bryngelsson IL, et al. Excess mortality and morbidity in patients with craniopharyngioma, especially in patients with childhood onset: a population-based study in Sweden. J Clin Endocrinol Metab. 2015; 100: 467-74.

4) Sørensen K, Van den Broucke S, Fullam J, et al; (HLS-EU) Consortium Health Literacy Project European. Health literacy and public health: a systematic review and integration of definitions and models. BMC Public Health. 2012; 12: 80.

〈藍原康雄　川俣貴一〉

CHAPTER 3 ●画像診断

1 総論

A 頭蓋単純撮影

　頭蓋単純撮影は，腫瘍増大によるトルコ鞍の変形という間接所見をみるため，情報として得られるものは少ないといえる．しかし，腫瘍の発生や伸展方向を考えるとき，その意義はあるのではないだろうか．すなわち，鞍上部に腫瘍の首座があり，比較的長期間にわたりトルコ鞍頭蓋内側周囲に圧がかかるためトルコ鞍側面像は saucer-like になると考えられる．しかし，実際には，このような saucer-like sella を示す症例は少ない 図1A ．さらに，少数ではあるが，鞍内発生型の場合はトルコ鞍の拡大を認める 図1B こともあり注意を要する．本腫瘍に特徴的な石灰化は若年者に多く（73％） 図1C ，成人では少ない（36％）．小さな石灰化を描出する際にはCTがはるかに優れている．

B 頭部CT

　Adamantinomatous type（エナメル上皮腫型）では90％の症例で嚢胞被膜や充実性部位に石灰化を認める 図2A ．嚢胞は低吸収域に描出されることが多く，造影剤の使用により嚢胞壁や充実性部分は増強される 図2B ．実際には，1）嚢胞，2）石灰化，3）充実性部分の3つの所見が混在することが多い．MRは多くの点でCTより情報量が多いが，小さな石灰化を描出させる点ではCTが最も優れている．石灰化の有無が診断の決め手になることがあるため，本疾患が鑑別診断に上がる際にはCT scanは必須といえる[1]．一方，squamous-papillary type（扁平上皮乳頭型）では充実性腫瘍として描出されることが多く，嚢胞や石灰化を伴うことは少ない．充実性部分は，やや低吸収域から等吸収域まで様々であり，造影剤により強く増強される．

　嚢胞内容液はCTでは低吸収域で示されることが多い（約76％）が，等吸収域や高吸収域で描出されるものもあり一定ではなく[2]，嚢胞内溶液の組成により異なって描出される．手術アプローチで経鼻法を用いる場合に3D-CTAは蝶形骨

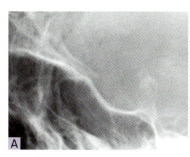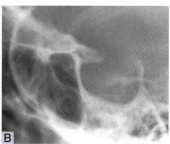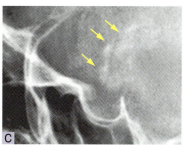

図1　A: saucer-like sella，B: ballooning，C: 石灰化（矢印）

1. 総論

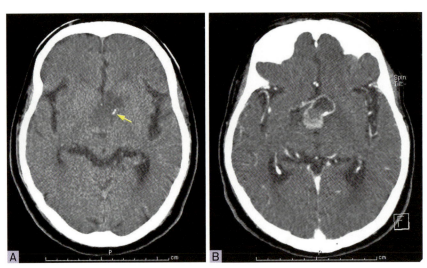

図2 58歳，男性，単純CT（A）および造影CT（B）
A: 矢印は被膜上の石灰化，B: 被膜と充実性部分が造影されている.

洞，トルコ鞍の解剖学的ランドマークになるので術前に行っておくほうがよい[3]．われわれも，手術前には必ず，手術アプローチに平行に3D-CTA画像を撮影して，蝶形骨洞内の立体構造を把握し，動脈の走行をシミュレーションしている 図3ABC．

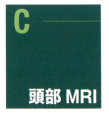

MRIでは充実性の部分がT1強調像では低〜等信号を示し増強され，嚢胞壁も増強される 図4AB．多くの症例では嚢胞を有するがT1強調像で低信号域から高信号域まで様々である．T1信号域は，嚢胞内溶液に含まれる蛋白濃度に依存し，コレステロール濃度には依存しないと言われている[4,5]．一方，T2強調像では高信号域を示すことが比較的多い 図4CD．

①浮腫

視索に沿って，視床下部などに浮腫が見られることがある 図5AB [6]．視床下部の浮腫 図5C や視床下部圧迫所見[7]，脳弓変位などの所見は，術後，肥満などの視床下部症候群発生の危険予測因子といわれている[8]．

②嚢胞

T1，T2強調像では様々な組み合わせがあり，T1信号強度は主に蛋白濃度に相関する．嚢胞内溶液流出が原因で，化学性髄膜炎をきたすことはよく知られている．痙攣や水頭症をきたさぬために，手術中は嚢胞内溶液を漏らさぬように心がけなければならない．嚢胞内溶液の組成は生化学的測定によって，蛋白，脂肪，鉄，コレステロール[4,9]，乳酸[10]，インターロイキン(IL)1α，IL-6，TNFα[11]が同定されている．特に炎症関係ではIL-6の高値が目立ち，髄液中と比較して5万倍を超える濃度であった報告されている[11]．近年Martelliらは，嚢胞液の蛋白解析を液体クロマトグラフィー質量分析法を用いて行い，炎症関連，石灰化関連および脂肪輸送関連の蛋白およびペプチドを同定した[12]．

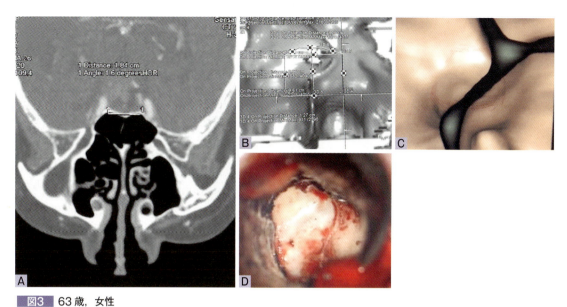

■図3 63歳，女性
A: 経蝶形骨手術アプローチに平行に撮影した造影 CT，B: 手術アプローチから見たトルコ鞍底および蝶形骨洞隔壁，
C: Virtual Endoscopy 画像，D: 手術時の鞍底，頭蓋底

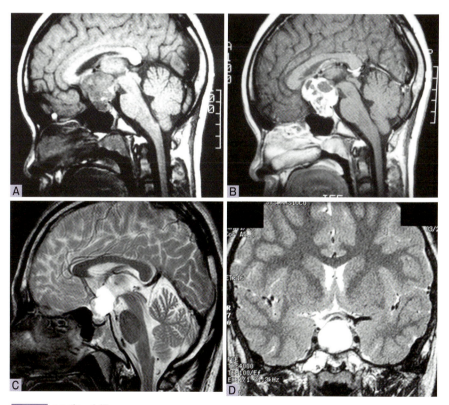

■図4 11歳，女児
A: T1 矢状断，B: Gd 造影 T1 矢状断，
C: 38歳，男性　T2 矢状断，D: 10歳，女児　T2 冠状断

1. 総論

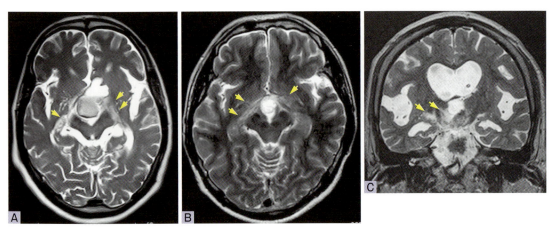

図5　A: 58歳，男性　T2水平断，矢印は視索に沿った浮腫を示す．B: 42歳，男性 T2水平断，矢印は視索に沿った浮腫を示す．C: 63歳，女性　再発紹介例，視床下部の浮腫（矢印）と水頭症を認める．

1 分類

　腫瘍の発生部位と伸展方向により分類することができ，手術のアプローチや手順，摘出度を決めるのに有用である．分類方法は以下の3つに分けることができる．1) 周囲の重要構造物（鞍隔膜[13]，視交叉[14]，下垂体茎[15]，第三脳室底[16]と腫瘍との位置関係に基づく分類，2) 腫瘍の位置と垂直方向への伸展度（vertical extension）に基づく分類[17,18]，3) くも膜を考慮した腫瘍の成長パターンによる分類[19]である．この3種類の分類法のいずれもが，摘出手術を考慮したものであり，MRIで重要神経血管構造物と腫瘍の位置関係をあらかじめ把握しおくことが重要である．くも膜は肥厚しない限りMRIでの描出は困難であるため，解剖と腫瘍の発生部位，成長伸展方向を考慮して重要神経血管構造物との間に介在するか予測することになる．以下に，それぞれの描出方法を記載する．

①鞍隔膜

　Cadaver studyでしか同定できなかった"鞍隔膜開口"は，通常の造影MRIで経蝶形骨アプローチに平行にsliceした画像で同定できる[20]．鞍隔膜自体は，造影3D-gradient echo冠状断で観察できる．内頚動脈のcavernous segmentからsupraclinoid segmentにかけて内側に伸びる造影される線として描出される[21]．

②視交叉

　Heavily T2 inverted imageにより，容易に視神経，視交叉，内頚動脈を捉えることができる[22]．視交叉と蝶形骨平面とのなす角度が約20度であり，経蝶形骨アプローチの角度とほぼ同じであるため，視交叉の変位は経蝶形骨アプローチに平行に2 mm幅でsliceしたT2 inverted imageで同定できる[23]．図6．150例の頭蓋咽頭腫においてmidsagittal MRIを用いて術前後の視交叉の形態学的変形，変位を解析し，視機能障害との関連を調べた報告がある．術前の視力視野

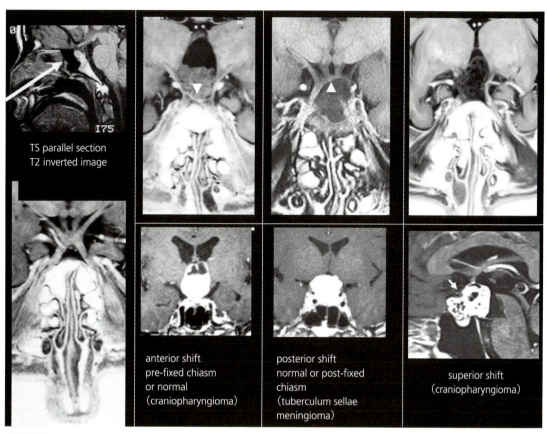

図6 経蝶形骨アプローチに平行に撮影した heavily T2 反転画像における視交叉の変位

障害が最も多く見られた視交叉形態は，視交叉が腫瘍により前方に圧迫，伸展されていたものであり，術後に視力視野障害がほとんど改善しなかった視交叉形態は，術後の MRI で視交叉が薄く上方に変位して描出された症例であった[24]．

③ 下垂体茎

Kassam らは，頭蓋咽頭腫に対する経鼻内視鏡手術において，特に視交叉と下垂体茎を重視した摘出を強調し，下垂体茎と腫瘍の局在伸展を考慮した分類法を提示した[15]．Type I は下垂体茎前方に腫瘍が局在伸展しているもの，Type II は下垂体茎内部に腫瘍が伸展しているもの，Type III は下垂体および下垂体茎の後方に伸展するもの，Type IV は第三脳室内から発生し孤立したものである．下垂体茎は造影 MR の水平，冠状，矢状断 T1 強調像で同定している．

④ Major vessel（主要血管）と perforating artery（穿通枝動脈）

摘出時に頭蓋咽頭腫と主要血管との位置関係を把握しておくことは大切なことである．主要血管は T1，T2，造影 MR，MRA などで描出できるので腫瘍との関係を 3D 画像で容易に表すことができる．一方，頭蓋咽頭腫の発生する場所には極めて重要な穿通枝動脈があるため，手術においてこれらの血管を傷つけないように摘出する重要性が強調されている[25,26]．穿通枝動脈の描出は，超高磁場で

ある 7.0 Tesla MRI を用いた撮影法が報告されているが，まだ臨床現場では使用されていない．臨床で使用される 3.0 Tesla MRI を用いて穿通枝を描出する方法が待たれている．

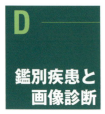

D 鑑別疾患と画像診断

鞍上部嚢胞性病変としての鑑別疾患は，1）ラトケ嚢胞，2）鞍上部胚細胞性腫瘍，3）視床下部神経膠腫，4）黄色肉芽腫，5）くも膜嚢胞，6）類上皮腫，表皮腫，等があげられる[27]．石灰化を伴う嚢胞および充実性腫瘍の場合は，まず頭蓋咽頭腫を第一に考えるが，石灰化および嚢胞を認めない場合は鞍上部胚細胞性腫瘍や視床下部神経膠腫，黄色肉芽腫と，また石灰化のない嚢胞性病変の場合は，ラトケ嚢胞，ラトケ嚢胞に伴う黄色肉芽腫，くも膜嚢胞，類上皮腫，表皮腫との鑑別が重要となる．特にラトケ嚢胞では，稀ながら石灰化や嚢胞壁のコレステリン等による肉芽形成がみられることがあり，さらに，嚢胞壁も造影されることがあるため本疾患との鑑別が困難な場合がある．この両者は目標とする手術摘出度が異なるため，術中の病理組織診断が必要であり，場合によっては嚢胞内溶液の蛋白濃度（T1 高信号の場合，ラトケ嚢胞では 10,000 mg/dL 以上），コレステロール濃度（血清のコレステロール濃度より高ければ頭蓋咽頭腫の可能性が高い）の測定が役に立つ．

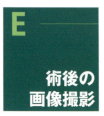

E 術後の画像撮影

頭蓋咽頭腫はたとえ全摘出できたとしても，8〜20％で再発し，亜全摘におわると，経蝶形骨手術で約 25％，開頭手術では約 50％が再発する．再発時の治療はできるだけ腫瘍が小さいうちに行うことが重要である．われわれの施設では MR による画像撮影を，最初の 3 年間は 3〜4 か月ごとに，その後は 6 か月ごとに 5 年まで行い，5 年以降は 1 年に 1 回の撮影を行っている．

▪文献

1) Müller HL. Childhood craniopharyngioma. Pituitary. 2013; 16 (1): 56-67. Review
2) Tsuda M, Takahashi S, Higano S, et al. CT and MR imaging of craniopharyngioma. Eur Radiol. 1997; 7 (4): 464-9.
3) Fernandez-Miranda JC, Prevedello DM, Madhok R, et al. Sphenoid septations and their relationship with internal carotid arteries: anatomical and radiological study. Laryngoscope. 2009; 119 (10): 1893-6.
4) Ahmadi J, Destian S, Apuzzo ML, et al. Cystic fluid in craniopharyngiomas: MR imaging and quantitative analysis. Radiology. 1992; 182 (3): 783-5.
5) Hayashi Y, Tachibana O, Muramatsu N, et al. Rathke cleft cyst: MR and biomedical analysis of cyst content. J Comput Assist Tomogr. 1999; 23 (1): 34-8.
6) Higashi S, Yamashita J, Fujisawa H, et al. "Moustache" appearance in craniopharyngiomas: unique magnetic resonance imaging and computed tomographic findings of perifocal edema. Neurosurgery. 1990; 27 (6): 993-6.
7) Van Gompel JJ, Nippoldt TB, Higgins DM, et al. Magnetic resonance imaging-graded hypothalamic compression in surgically treated adult craniopharyngiomas determining postoperative obesity. Neurosurg Focus. 2010; 28

（4）: E3.

8) Mortini P, Gagliardi F, Bailo M, et al. Magnetic resonance imaging as predictor of functional outcome in craniopharyngiomas. Endocrine. 2016; 51（1）: 148-62.

9) Pigeau I, Sigal R, Halimi P, et al. MRI features of craniopharyngiomas at 1.5 Tesla. A series of 13 cases. J Neuroradiol. 1988; 15（3）: 276-87.

10) Arefyeva IA, Semenova JB, Zubairaev MS, et al. Analysis of fluid in craniopharyngioma-related cysts in children: proteins, lactate and pH. Acta Neurochir（Wien）. 2002; 144（6）: 551-4; discussion 554.

11) Mori M, Takeshima H, Kuratsu J. Expression of interleukin-6 in human craniopharyngiomas: a possible inducer of tumor-associated inflammation. Int J Mol Med. 2004; 14（4）: 505-9.

12) Martelli C, Iavarone F, Vincenzoni F, et al. Proteomic characterization of pediatric craniopharyngioma intracystic fluid by LC-MS top-down/bottom-up integrated approaches. Electrophoresis. 2014; 35（15）: 2172-83.

13) Wang KC, Kim SK, Choe G, et al. Growth patterns of craniopharyngioma in children: role of the diaphragm sellae and its surgical implication. Surg Neurol. 2002; 57（1）: 25-33.

14) Hoffman HJ, De Silva M, Humphreys RP, et al. Aggressive surgical management of craniopharyngiomas in children. J Neurosurg. 1992; 76（1）: 47-52.

15) Kassam AB, Gardner PA, Snyderman CH, et al. Expanded endonasal approach, a fully endoscopic transnasal approach for the resection of midline suprasellar craniopharyngiomas: a new classification based on the infundibulum. J Neurosurg. 2008; 108（4）: 715-28.

16) Steno J, Malácek M, Bízik I. Tumor-third ventricular relationships in supradiaphragmatic craniopharyngiomas: correlation of morphological, magnetic resonance imaging, and operative findings. Neurosurgery. 2004; 54（5）: 1051-8; discussion 1058-60.

17) Samii M, Samii A. Surgical management of craniopharyngiomas, In: Schmideck HH, et al, editors. Operative Neurological Techniques, 3rd ed. Philadelphia: WB Saunders; 1995. p. 357-70.

18) Samii M, Tatagiba M. Surgical management of craniopharyngiomas: a review. Neurol Med Chir（Tokyo）. 1997; 37（2）: 141-9.

19) Pan J, Qi S, Liu Y, et al. Growth patterns of craniopharyngiomas: clinical analysis of 226 patients. J Neurosurg Pediatr. 2015; 4: 1-16.

20) Nomura M, Tachibana O, Yamashima T, et al. MRI evaluation of the diaphragmal opening: using MRI parallel to the transsphenoidal surgical approach. J Clin Neurosci. 2002; 9（2）: 175-7.

21) Wei L, Xi Z, Lin S, et al. MRI research of diaphragma sellae in patients with pituitary adenoma. Int J Clin Exp Med. 2015; 15; 8（8）: 12842-9.

22) Saeki N, Murai H, Kubota M, et al. Heavily T2 weighted MR images of anterior optic pathways in patients with sellar and parasellar tumours - prediction of surgical anatomy. Acta Neurochir（Wien）. 2002; 144（1）: 25-35.

23) 立花　修. 下垂体部腫瘍手術のための画像診断. In: 佐伯直勝, 編. 脳神経外科エキスパート　間脳下垂体. 東京: 中外医学社; 2008. p.93-102.

24) Prieto R, Pascual JM, Barrios L. Optic chiasm distortions caused by craniopharyngiomas: clinical and magnetic resonance imaging correlation and influence on visual outcome. World Neurosurg. 2015; 83（4）: 500-29.

25) Kim EH, Ahn JY, Kim SH. Technique and outcome of endoscopy-assisted microscopic extended transsphenoidal surgery for suprasellar cranio-

pharyngiomas. J Neurosurg. 2011; 114（5）: 1338-49.

26）立花　修，笹川泰生，岡本一也，他．トルコ鞍上部頭蓋底腫瘍に対して拡大蝶形骨手術をおこなう際の視交叉穿通枝の同定と温存．Video Journal of Japan Neurosurgery. 2011; 18（2）: 11.

27）Zada G, Lin N, Ojerholm E, et al. Craniopharyngioma and other cystic epithelial lesions of the sellar region: a review of clinical, imaging, and histopathological relationships. Neurosurg Focus. 2010; 28（4）: E4.

〈立花　修〉

CHAPTER 3 ●画像診断

2 術前シミュレーション

　頭蓋咽頭腫は，手術アプローチの多様性，摘出率と脳機能温存や後療法との関連，再発時の治療方針などが複雑に絡み合うため，総合的な治療方針を見据えた手術検討が重要である．本腫瘍は手術による治療効果が予後に大きく影響し，画像診断を中心とした術前検討の重要性がより高い疾患の一つといえる．

　CT，MRI などの医用画像データを画像処理ソフトウェア上で融合し，一つのコンピュータグラフィックスとして可視化させたものを融合 3 次元画像という．融合 3 次元画像は，従来の医用 3 次元画像に比べて，可視化される組織の情報量が多く，各組織の空間的位置関係を直感的に理解することが可能である[1]．本セッションでは画像ビューワソフトを用いて頭蓋咽頭腫の融合 3 次元画像 2 症例を用いて手術シミュレーションが体験できる．

A 融合 3 次元画像について

　本セッションで紹介する画像ビューワソフト Brain Viewer 内には，あらかじめ頭蓋咽頭腫 2 症例の融合 3 次元画像が用意されている．融合 3 次元画像の作成方法であるが，まず CT や MRI などの医用画像データを画像処理ソフトウェア Avizo®6.2（Visualization Sciences Group 社）にインポートした．頭蓋骨の 3 次元モデルには非造影 CT を用い，動脈モデルには MR アンギオグラフィーを，大脳，神経および脳室モデルには FIESTA（fast imaging employing steady-state acquisition）を，腫瘍は造影 T1 強調画像などを元データとして用いた．対象領域を抽出する作業（セグメンテーション）は単純閾値法やリージョングローイング法などを用いた．完成した融合 3 次元画像データを，開発エンジン Unity 5®（Unity 社）を用いて著者が開発した医用 3DCG ビューワソフト Brain Viewer にインポートし，手術シミュレーションができるようにした．医用画像に描出されない穿通枝などの微小構造は可視化されていないことに注意が必要である．

■1 画像ビューワソフト Brain Viewer の使い方　図1　図2　図3

1. Brain Viewer を下記の URL からダウンロードする
   Windows 用　http://www.brainvoyager.com/downloads/install_bv_v20x_win.html
   Mac OS X 用　http://www.brainvoyager.com/downloads/install_bv_v20x_mac.html
   Windows 用は「BrainViewer.exe」を，Mac OS X 用は「BrainViewer.app」をダブルクリックしてソフトを起動する．

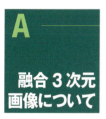

Windows 用

Mac OS X 用

2. 術前シミュレーション

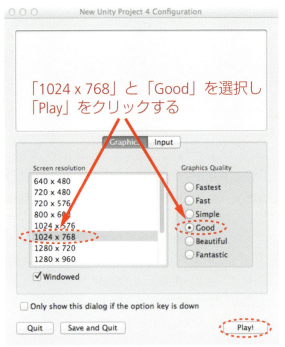

図1 付属ソフト Brain Viewer の使用方法 1

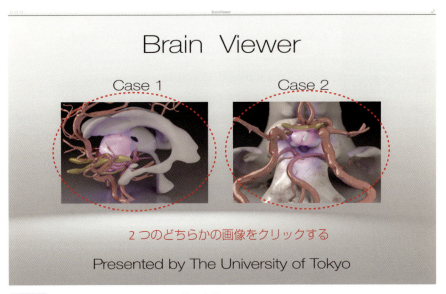

図2 付属ソフト Brain Viewer の使用方法 2

2. 「1024 × 768」と「Good」を選択し，「Play」ボタンをクリックする 図1
3. 操作方法
   - ホーム画面 図2 に表示されている2症例から好きな方をクリックして選択する
   - ビューワの操作は全てマウスで行う 図3

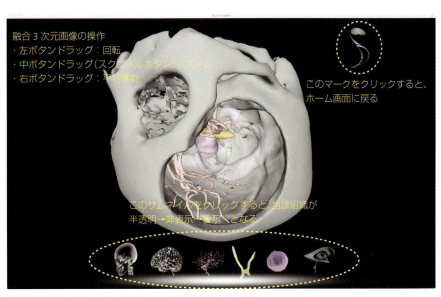

図3 付属ソフト BrainViewer の使用方法3

- 左ボタンドラッグ：回転
- 中ボタンドラッグ（もしくはコントロールホイール）：拡大もしくは縮小
- 右ボタンドラッグ：平行移動
- ビューワ下方のアイコン：クリックする度に当該組織が，半透明→非表示→表示と切り替わる
- ビューワ右上のアイコン：ホーム画面に戻り，症例を選択することができる

2 Brain Viewer を用いた手術シミュレーションのポイント

　下記に記載されている手術検討のポイントを確認しつつ，ビューワを操作して頂きたい．頭蓋咽頭腫の手術ポイントの詳細に関しては，本書の他のセッションにも記載されているため，ここでは最低限のみの記載とする．

3 融合3次元画像以外の医用画像でチェックすべき解剖

　一般に3次元画像は2次元画像よりも空間分解能が低いことが多い．すなわち微小所見に関しては2次元画像で確認する必要がある．融合3次元画像で確認しにくい主な所見は下記などがある．
- 下垂体柄の走行・形状や，灰白隆起などとの連続性
- 下垂体（柄）や視床下部と腫瘍との関係
- 穿通枝や視神経を栄養している上下垂体動脈の走行
- 腫瘍への栄養動脈

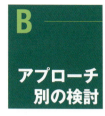

B アプローチ別の検討

頭蓋咽頭腫には様々なアプローチがあるが，ここでは代表的な3つのアプローチについて述べる．

1 経蝶形骨洞的アプローチ

本アプローチでは視神経の下方からアプローチすることで下垂体柄および視神経の下面を直接観察可能であり，視神経と下垂体柄の温存に有利である．トルコ鞍内から鞍上部までに頭蓋咽頭腫が限局し，かつトルコ鞍が拡大していることが適応となるが，近年の神経内視鏡手術の進歩に伴い適応は拡大しつつある．ただし，腫瘍が頭側にあるほど術野が深く狭くなるため，微細な操作技術を要し，腫瘍と脳神経や血管との剥離操作技術が重要となる．よって鞍上部に存在する腫瘍に関してはアプローチに精通した術者が行うべきである．トルコ鞍内の頭蓋咽頭腫では，下垂体腺腫と違って腫瘍は下垂体前葉の後方にある．よって下垂体前葉を正中で分割した後に，後方の腫瘍を摘出しなくてはならないことがある．

2 開頭術

一般に，鞍隔膜上の腫瘍が開頭術の適応となる．その発生部位と進展様式によって interhemispheric approach や pterional approach などが用いられるが，ここでは代表的な下記の2つのアプローチに関して述べる．

① interhemispheric approach

第三脳室や鞍上部が主座であり，トルコ鞍上部から上方に進展した場合が適しており，腫瘍の主座に直接アプローチが可能である．両側の神経や血管の確保が容易で，視交叉の上方と下方のどちらからのアプローチも可能である．一方で，また外側へ進展している腫瘍へのアプローチは困難である．本アプローチは視交叉や視神経の下面，トルコ鞍底部が死角となる．下垂体柄が存在する視交叉下面の癒着した腫瘍が取りきれず再発のリスクとなり得る．視神経の下面には視神経を栄養する上下垂体動脈が存在する．また，視交叉の可動性が低いと術野の確保が困難なことがある．

② pterional approach

多くの脳外科医が最も慣れているアプローチである．外側からのアプローチであるため，内頚動脈，後交通動脈，前脈絡叢動脈などが腫瘍の手前に位置し，さらに上方には視神経および視交叉が存在するため，ワーキングスペースが狭い．特に上方に進展した充実性腫瘍では摘出が困難であることがある．また，対側の穿通枝などの処理が困難なことがある．

C 頭蓋咽頭腫シミュレーションの実際

画像ビューワソフト Brain Viewer の 2 症例の詳細を記載する．

1 症例 1：30 歳女性　図4

①症状
無月経，その後口渇，多飲多尿にて発症．視野障害に関しては両側盲点の拡大を認めた．

②画像所見
囊胞性成分と充実性成分が混在する 19 × 22 × 27 mm 大の鞍上部から第三脳室底部にかけての腫瘍．視交叉は前方に圧排されており，下垂体柄上部～漏斗部が腫瘍の主座と推測．右視床下部の信号変化　図4D，下垂体後葉の上部にも囊胞があり腫瘍の進展が疑われる．石灰化なし．腫瘍は内頚動脈から両側 A1 部に隣接しているが，血管狭窄はない．

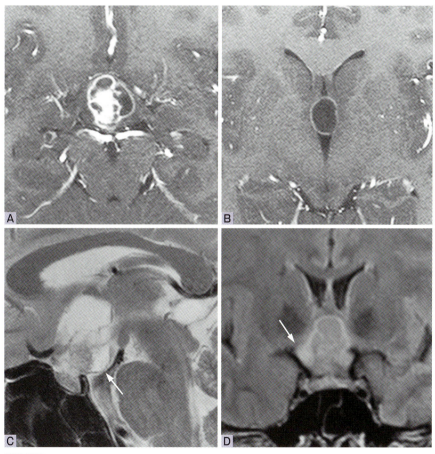

図4　Case 1 の術前画像
A：造影 T1 増強強調画像水平断，B：造影 T1 増強強調画像冠状断．C：T2 強調画像矢状断（矢印，下垂体柄），D：FLAIR 画像冠状断（矢印，視床下部），FLAIR: fast fluid-attenuated inversion-recovery

2. 術前シミュレーション

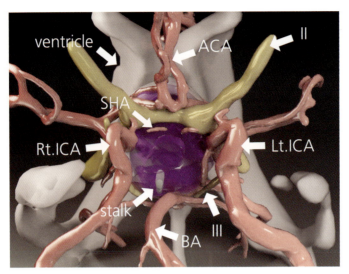

図5 Case 1 の融合 3 次元画像
II: optic nerve, III: oculomotor nerve, ACA: anterior cerebral artery, BA: basilar artery, Lt. ICA: left internal cerebral artery, Rt. ICA: right cerebral artery, SHA: superior hypophyseal artery

③手術シミュレーション 図5
▶アプローチの選択

　頭蓋咽頭腫のシミュレーションでは，腫瘍を視交叉より上方（supra-chiasmatic component）と下方（infra-chiasmatic component）に分けて考えると戦略がたてやすいことがある．一般に supra-chiasmatic component は開頭で，infra-chiasmatic component は内視鏡で摘出しやすい．本症例では supra-chiasmatic component が腫瘍のおよそ6割程度を占め，infra-chiasmatic component が4割程度を占めると推測された．よってまずは開頭での摘出を選択した．infra-chiasmatic component もそれなりにあり，腫瘍がやや外側へも広がっていることから，interhemispheric approach では視認できない部分が多いと考えられた．また前交通動脈が発達しており，その温存や前交通動脈からの穿通枝温存のためにも interhemispheric approach は適さないと考えられた．よって本症例は front-temporal approach の方針とした．視力障害に左右差がないこと，腫瘍の局在にも左右差がないことより，非優位半球である右側からのアプローチとした．

▶腫瘍摘出のシミュレーション

　腫瘍の infra-chiasmatic component に対しては optico-carotid space から腫瘍を摘出するが，シミュレーションではそのスペースが狭いことが確認されたので，視神経管を開放することによって8mm程度のスペース開大が可能とわかった（Brain Viewer の骨モデルは前床突起を削除済）．supra-chiasmatic component は lamina terminalis から上方成分を引き落とすようにして摘出することとした．腫瘍は下垂体柄の前方上部が主座と考えられ，下垂体柄は尾背側へ圧排されていることが融合3次元画像でわかったので，本アプローチでは下垂体柄

が術野の最も奥の位置に存在することになり，その温存が可能と考えられた．

④手術所見

　右前頭側頭開頭．シルビウス裂を展開し，右嗅神経，両側視神経，視交叉，内頸動脈を確認．視交叉は腫脹していた．Carotid cistern の視野を確保するため硬膜外から前床突起を削除した．再度硬膜内から前頭葉底部および視交叉周囲の結合組織を sharp dissection し，視交叉を完全に露出させた．対側の視神経および前交通動脈を確認．Falciform ligament を切開し，carotid cistern を開放し眼動脈を確認した．Carotid cistern 内の腫瘍を確認．腫瘍はやや硬く，正常脳組織との境界は比較的明瞭であった．視神経と内頸動脈との間から腫瘍を摘出した．まず腫瘍中心部を CUSA を用いて内減圧した．次に下方を覗き込み，同様に CUSA を用いて腫瘍を切除していくと，下垂体上面に到達した．下垂体とは中等度癒着していた．次に前方の腫瘍を摘出した．下垂体柄と考えられる構造を認めたが，はっきりしなかった．後方の腫瘍を摘出していくと，囊胞成分を認めた．鞍上部にスペースができたところで，上方に進展する腫瘍を下に引っ張りだすようにして摘出した．腫瘍と乳頭体との癒着は強く，過度な力が加わらないように注意した．大部分摘出を終えたところで内視鏡で確認すると，右視神経下面に残存腫瘍を認めたため，追加摘出した．Lamina terminalis に切開を加え上方から摘出腔を観察すると，視交叉周囲に残存のないことを確認した．乳頭体周囲に囊胞被膜が残存している可能性があったが，これ以上の摘出はリスクが高いと判断し摘出終了とした．術後 5 年経過しているが，再発は認めていない．

２ 症例 2： 75 歳男性　図6

①症状

　右眼の上耳側半盲，左眼の中心暗点の視野障害にて発症．

②画像所見

　下垂体柄は 17 × 10 × 14 mm 程度に腫大している．囊胞成分は増大傾向を示していた．腫瘍辺縁を主体として不均一な造影増強効果を認める．粗大な石灰化成分が認められる．正常下垂体はトルコ鞍内に認められ，後葉の T1 強調像での高信号も保たれている．

③手術シミュレーション　図7

a）アプローチの検討

　腫瘍の局在は視交叉より下方に限局していること，トルコ鞍の拡大があること，外側への広がりに乏しいことを考慮して，経蝶形骨洞的アプローチが可能と判断した．また高齢であることも本アプローチを選択する一つの要因であった．

b）腫瘍の摘出

　下垂体柄が腫瘍の前面にあるが，融合 3 次元画像では下垂体柄がやや左側方にあることがわかり，これを温存しながら腫瘍摘出が可能と考えられた．鞍隔膜と視交叉とのスペースが十分であり，ワーキングスペースの確保は可能と考えられた．腫瘍は両側の乳頭体に接していないため，乳頭体を障害することなく，全摘

2. 術前シミュレーション

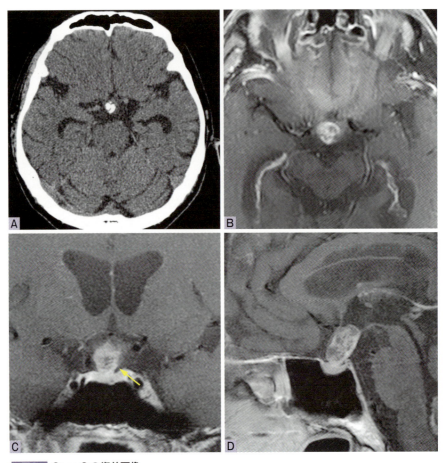

図6 Case 2 の術前画像
A: 非造影 CT 水平断, B: 造影増強 T1 強調画像水平断, C: 造影増強 T1 強調画像冠状断(矢印, 下垂体柄), D: 造影増強 T1 強調画像矢状断

出が可能と考えられた.

④手術所見

　鼻鏡を両側の中隔の粘膜下に挿入し, 蝶形骨洞の入り口を広げた. planum sphenoidale からトルコ鞍底, 斜台までの骨を十分露出し, 両側の視神経管, optico-carotid recess, carotid prominence を確認した. 手術ナビゲーションシステムで左右の骨削除範囲を確認しつつドリルを用いてトルコ鞍底の骨を除去し, 硬膜を露出した. さらに骨削除部位を上方に広げ, intercavernous sinus から前頭蓋底の硬膜を露出した(画像ビューワでは骨削除済). トルコ鞍側の硬膜を切開し, intercavernous sinus を bipolar にて十分焼灼し切離した. Planum sphenoidale から下垂体上端に至る部分の硬膜を切開したところ, 視交叉と前交通動脈を認め, その下方に厚いくも膜を認めた. くも膜を正中から剝離していくと, その奥に腫瘍を認めた. 腫瘍は正中にあり, 患者左側には術前の予想通り下垂体柄と思われる構造を認めた. 腫瘍の下端が鞍隔膜にて見えづらかったため, 鞍隔膜を切除した. まず腫瘍被膜を周辺から剝離したところ, 奥で石灰化した腫瘍成

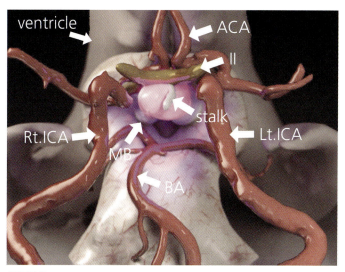

図7 Case 2 の融合 3 次元画像
II: optic nerve, ACA: anterior cerebral artery, BA: basilar artery, Lt. ICA: left internal cerebral artery, MB: mammillary body, Rt. ICA: right cerebral artery

分を認め，さらにこの部分を剥離したところ，囊胞内の液体が流出した．囊胞壁を上方へ牽引しつつ剥離し，患者左側では，下垂体柄と腫瘍とを剥離していった．患者右側では，腫瘍は周辺構造と強く癒着していたため，これを鋏で切除しつつ，同時に正常組織から剥離した．腫瘍は視交叉とは癒着していなかったが，その後方で灰白隆起とはやや癒着している印象であった．左右の細かい血管から剥離していき，実質成分について piecemeal に摘出していった．最終的に灰白隆起からも剥離して切除し，第三脳室が確認された．術後 1 年の経過で再発は認めていない．

▪ 文献

1) Kin T, Nakatomi H, Shojima M, et al. A new strategic neurosurgical planning for brainstem cavernous malformation using an interactive computer graphics with multimodal fusion images. J Neurosurg. 2012; 117: 78-88.

〈斉藤延人　金 太一〉

CHAPTER 4 ●外科解剖

外科解剖

　頭蓋咽頭腫は，胎生期頭蓋咽頭管の遺残組織（Rathke's pouch）から発生し，視床下部，下垂体と大きく関連する．視床下部と下垂体の間には，神経内分泌細胞に関連する視床‐下垂体後葉系と腺性下垂体に関連する下垂体門脈系での連絡がある．すなわち，頭蓋咽頭腫の外科治療に際しては，術野となる下垂体，下垂体茎，視床下部周辺についての機能的および解剖学的な理解が必要となる．間脳下垂体の発生や病理分類等については成書にゆずり，本稿では，手術に直接に必要な項目に絞って概説する．

A 視床下部・下垂体・下垂体茎

1 解剖

　視床下部は，視床下部溝より下の第三脳室内の灰白質および漏斗と乳頭体を含むところの第三脳室底部により形成されている 図1．ここには植物性機能の中枢があり下垂体茎から下垂体後葉までが視床下部に含まれる．

　視床下部の構造および機能を理解するために，冠状断面を視索前野，視索上核，漏斗核，乳頭体のそれぞれを含む4つの領域の冠状断面に分ける 図2．

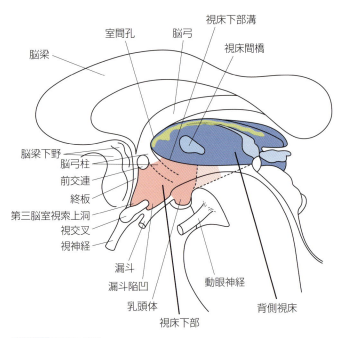

図1　間脳矢状断

①視索前野を含む断面
　視索前野は体温のコントロールに関係するとされる．視床下部前半部分の障害により高体温となり，後半部の障害により低体温，変温症となる．

②視索上核を含む断面　図2A
　ここには視索上核，室傍核がある．視索上核と室傍核は遠心路である視索上核下垂体路を介して神経下垂体と結合している．視索上核はバソプレッシンを室傍核はオキシトシンを産生する．これらのホルモンは視索上核下垂体路の軸索を通じて不活性な前駆物質として下垂体後葉へ移送され，毛細血管を介して血管系へ入っていく．浸透圧受容器としての機能は視索上核，さらにはその近傍の細胞が担っており，まわりの組織内における電解質濃度の変化に敏感に反応し体内の水分の出納をコントロールしている．この部分が障害されADHの分泌傷害が起こると尿崩症となり，ADH分泌抑制障害が起こるとSIADHとなる．また，オキシトシンは妊娠子宮の収縮を起こし，乳腺からの乳汁分泌に影響する　図3B．

③弓状核を含む断面　図2B
　背内側核，腹内側核，外側核，漏斗核（弓状核，隆起核）により構成される．中部の核群や室傍部，後核からは脳幹部・脊髄を含めた中枢神経各症各所に遠心路・求心路の複雑な連絡がある．この部は特に自律神経系の中枢として重要な場所である．視床下部前部と中部内側部は副交感神経の中枢で，腹内側核の障害により満腹中枢が障害され多食や肥満の症状がみられる．中部外側核と視床下部後部は交感神経の中枢と考えられる．

　視床下部と下垂体前葉の間では，弓状核を中心とした視床下部の基底部より各

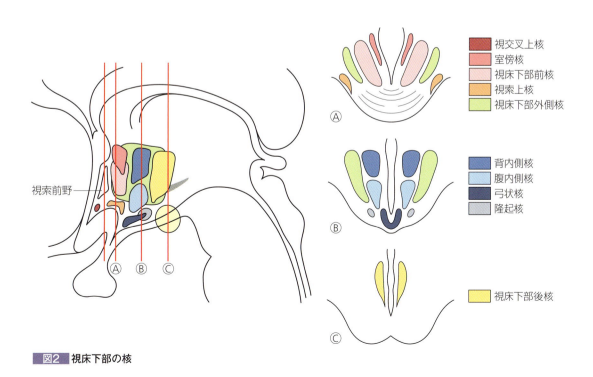

図2　視床下部の核

外科解剖

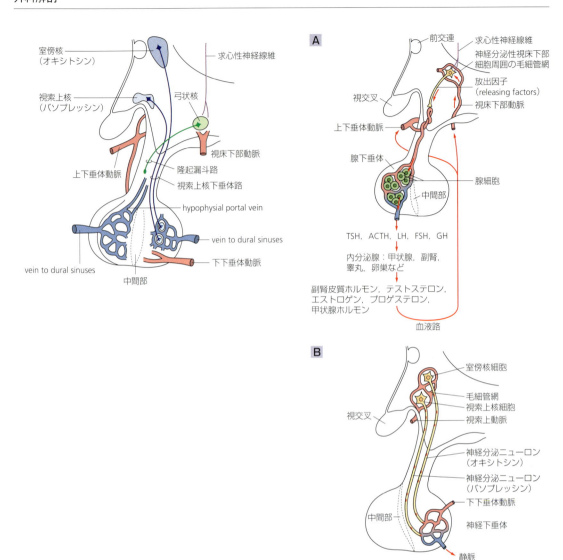

図3 視床下部と下垂体の連絡
A：下垂体前葉系，B：下垂体後葉系

種放出ホルモン，抑制ホルモンが分泌され（限局したホルモン分泌の局在については，なお議論の余地があるところである）神経連絡で正中隆起に送られる（隆起漏斗路 tractus tuberoinfundibularis ）．その後，門脈血管系を経て下垂体前葉に達し，ここでホルモンを産生している細胞を刺激している 図3A ．

④乳頭体を含む断面 図2C

後核，乳頭体があり後角は前述のように交感神経系への連絡を持ち，乳頭体は視床さらには脳弓を介して海馬につながり，大脳辺縁系の一部を構成する．

下垂体は，下錐体体部と視床下部との連絡路となる下垂体茎からなる．体部は蝶形骨トルコ鞍の下垂体窩に収まる．頭蓋内から連続した硬膜は，トルコ鞍内を

つつみ，下垂体上面を鞍隔膜として覆い中心に開いた穴より下垂体茎が貫通し視床下部灰白隆起に連絡する．くも膜はトルコ鞍隔膜より鞍内に入り下垂体上面を覆う．すなわち，トルコ鞍体部自体は硬膜内にあるが，髄液腔外に存在する．下垂体の手術の際に上方に存在するくも膜を損傷しなければ髄液漏は起こらない 図4 ．

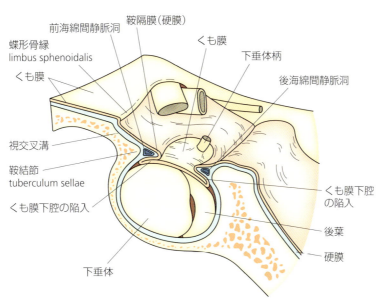

図4　トルコ鞍周囲の解剖

2 間脳下垂体系の血管

頭蓋咽頭腫発生部周囲の血管の理解はその手術の際に重要な項目の一つである．ここでは，頭蓋咽頭腫手術の際に検討が必要となる血管系の解剖を中心に概説する．

①第三脳室周辺部の血管支配　図5

終板から前交連，第三脳室の前方は，前大脳動脈，前交通動脈の穿通枝（anterior median commissural artery, median preoptic artery）で栄養される[1-3]．その後方で，乳頭体と視床間橋を結ぶ部分までを後交通動脈の穿通枝（premamillary artery）が灌流する[4,5]．後方部分は後大脳動脈からの穿通枝（posterior thalamoperforating artery, paramedian thalamic artery, thalamogeniculate artery）に灌流される[6,7]．第三脳室の上方部分は，前・後脈絡叢動脈，外側膝状体の外側は前脈絡叢動脈，内側は後脈絡叢動脈が分布している．

②後交通動脈およびその穿通枝　図6

後交通動脈は頭蓋咽頭腫の側方への伸展例や手術アプローチの選択によっては，特に注意が必要となる血管である．その径により正常型，低形成型，胎児型に分類[8]され，その穿通枝は7〜8本存在する．主な灌流域は灰白隆起，脚間窩（後有孔質）乳頭体，視交叉や視束，大脳脚，視床（前部・内側部），視床下部，内包

外科解剖

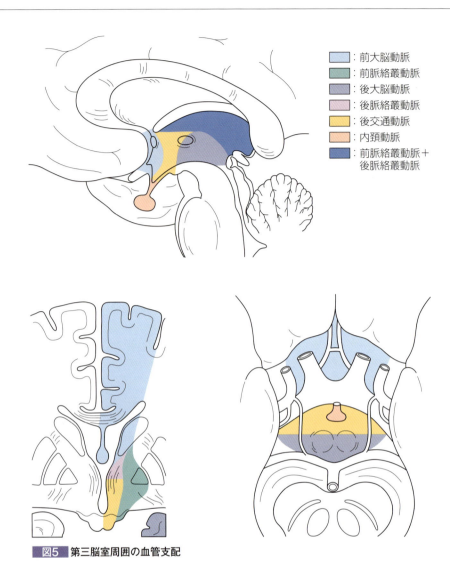

図5 第三脳室周囲の血管支配

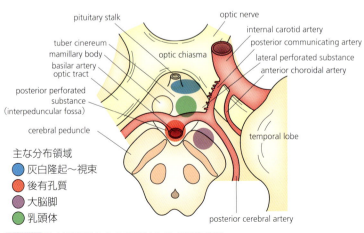

図6 後大脳動脈からの穿通枝とその灌流領域

後角などである[4,5,9].この部の穿通枝の中でanterior thalamoperforating artery(premamillary artery)は灰白隆起・視床下部・視床(前部・外側部)を灌流する.この穿通枝は,後交通動脈の中1/3の部分から約半数で分岐しており,この部分の手術操作には十分な注意が必要である[4,5].

③脚間槽の穿通枝　図7

脳底動脈先端部や近傍の穿通枝は,2葉のLiliequist's membraneのうちdiencephalic leafの背面にある[10-12].腫瘍の後方への伸展が軽度な場合にはdiencephalic leafが保持されていることが多いが,これが腫瘍の伸展で破壊されていたり,術中の操作にて温存できなかった場合には,この部の血管への配慮が重要である.

脚間槽には,後大脳動脈,脳底動脈,上小脳動脈,後交通動脈,後脈絡叢動脈からの穿通枝が存在し,いくつかの分類が報告[13,14]されているが,その灌流域によりparamedian thalamic artery(anterior, posterior), paramedian mesencephalic artery(superior, inferior)および中脳を回旋し大脳脚や四丘体を栄養する回旋枝に分けて理解することができる[7,13,14].Posterior paramedian thalamic arteryは,視床と視床下部の後傍正中部を栄養し,この閉塞は,垂直注視麻痺,動眼神経麻痺やakinetic mutismなどの重篤な障害に繋がる.superior paramedian mesencephalic arteryは上位中脳の傍正中部を栄養し,inferior paramedian mesencephalic arteryは下位中脳の傍正中部を栄養する[15,16].これら中脳への穿通枝は赤核を含む上小脳脚交叉,中脳水道周囲灰白質などを栄養しており,これらの穿通枝の障害により動眼神経麻痺,上・下注視麻痺,記憶障害など多くの臨床症状の出現が報告されている[17,18].回旋枝は大脳脚,黒質,膝状体近傍までに分布する短回旋枝,中脳被蓋から四丘体周辺に終わる長回旋枝にさらに分類できる.また,P1からの枝の大きなものは,視床穿通動脈,後脈絡叢動脈および両者の共通管とされる[5].実際に術中にこれを分別することは困難だが,その理解は安全な手術のために必要である.

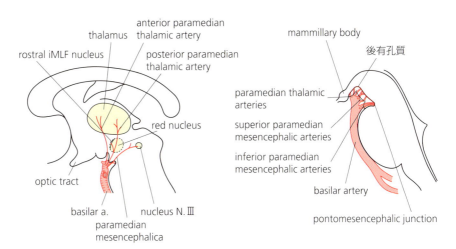

図7　脚間槽の穿通枝

④内頚動脈からの穿通枝　図8

遠位硬膜輪よりdistalの内頚動脈をophthalmic, communicating, choroidalの3つのsegmentに分類しそれぞれのsegmentからの穿通枝の分布に分ける[9]．Ophthalmic segmentは眼動脈分岐から後交通動脈の分岐部までの間で，ここの穿通枝は，下垂体，下垂体茎，視神経，視交叉，第三脳室底部分を灌流する．上下垂体動脈はこの部より分岐し平均3.6本（一側）存在し漏斗茎と前葉に灌流する．まれに眼動脈から分岐するprechiasmal arteryが前葉に分布する．Communicating segmentは後交通動脈分岐部から前脈絡叢動脈分岐部までの間で，脳下垂体，下垂体茎，第三脳室底を灌流．Infundibular arteryは後交通動脈から分岐し上下垂体動脈と吻合し漏斗周囲にcircuminfundibular anastomosisを形成する．Choroidal segmentは前脈絡叢分岐部から内頚動脈先端部までのsegmentを指し，ここからの穿通枝は第三脳室底部，視索，前有孔質に灌流する[19]．第三脳室底部の虚血にて意識障害，前有孔質への穿通枝の障害で運動麻痺を生じる可能性があり，注意が必要である．

近位硬膜輪よりproximalの内頚動脈から分岐するanterior capsular arteryは，トルコ鞍の前方の硬膜に分布し，inferior capsular arteryは，前葉の一部を栄養する．artery of the inferior cavernous sinusは，主にIII, IV, V, VI

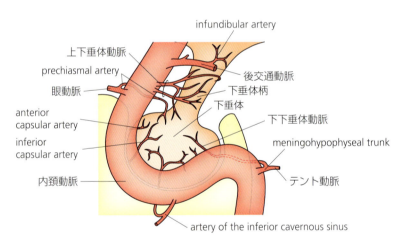

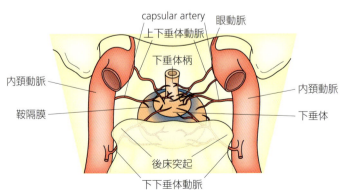

図8　下垂体，下垂体茎へ分布する動脈

脳神経に分布するが，しばしば下垂体も栄養する．海綿静脈洞内から分岐するmeningohypophyseal artery は天幕動脈，下下垂体動脈，背側硬膜動脈の3本に分岐する．下下垂体動脈は，主に後葉に灌流する

⑤前大脳動脈（A1）からの穿通枝　図9

前交通動脈からの穿通枝は recurrent artery を除くと約10本がA1より分岐する[1,2]．これらの穿通枝については，proximal group, distal group, recurrent artery of Heubner に分けてその灌流域を理解する．Proximal group は，A1の穿通枝の70〜90%を占め，主に前有孔質への穿通枝で，その灌流域は視交叉，視神経，視床，尾状頭部，被殻の内下方，内包膝部，内包後脚が主な灌流域で，内包前角，視床前核，透明中隔，脳弓，淡蒼球，前交連の一部などに分布する[3,20]．Distal group は主に視神経，視交叉，視束に分布する．Recurrent artery of Heubner のA1 から分岐するものは少なく，多くは前交通動脈またはA2の起始部から分岐する[1,3]．ほとんどが1本でその末梢は5〜10本に分岐し尾状核頭部前半部，被殻の前1/3，淡蒼球の外側の一部，内包前脚などを灌流する．この部分の灌流域には個人差も大きいことに注意が必要である．また，A1領域の穿通枝の閉塞により，失語，片麻痺，顔面や舌の麻痺などが知られており，その原因として recurrent artery of Heubner や proximal group の穿通枝の重要さが報告されている．

⑥前交通動脈からの穿通枝　図10

Interhemispheric approach は頭蓋咽頭腫の手術に多く用いられる方法で lamina terminalis を開放し第三脳室内へ進展した腫瘍の摘出を行う場合などこの部の穿通枝近傍を操作することになり，この温存が術後の経過に影響を及ぼすため十分な理解が必要である．前交通動脈からの穿通枝は通常3〜5本とされその後面から分岐する[1-3,6,20]．この部分の穿通枝は視交叉，視床下部前半，脳弓，透明中隔，脳梁，終板にかけての大脳辺縁系を灌流しており，この障害は主に電解質異常，内分泌障害，自律神経症状，記憶障害，性格変化などをきたす[1,6,20]．この部の穿通枝には2〜3本の平均直径 150 μm ほどの細いものと1本の平均

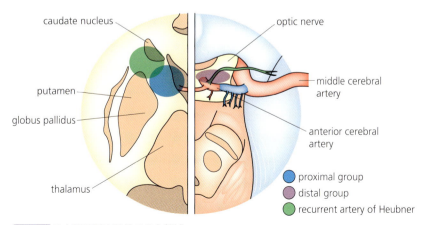

図9　前大脳動脈穿通枝の分布領域

外科解剖

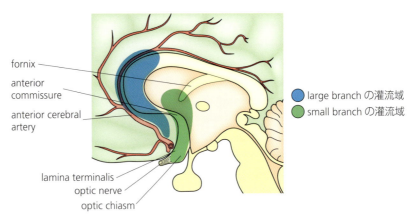

図10 前交通動脈からの穿通枝の分布領域

　直径 0.5 mm ほどの太いものとが存在し，直径の違いによりその灌流域をみると細い穿通枝群は視床下部前半，終板，透明中隔，脳弓，視交叉などに分布し，太い1本は，上記の灌流域に加え脳梁膝部，帯状回，subcallosal gyrus に灌流する．10％ほどでさらに発達した太い血管を認め median artery of corpus callosum と厳密には区別が困難なものもある[21] 図10 ．これらの血管の障害により recent memory loss や hypothalamus の機能障害などをきたすとされ手術の際には，注意が必要である[21, 22]．

⑦ Recurrent artery of Heubner

　起始部は前交通動脈から数 mm 以内の A2 であることが 70 ～ 80％を占めており，通常 1 ～ 3 本存在し約 70％は 1 本である．前有孔質への最大の分枝であり，同部を内側から外側に走る独特な走行をしている．全長は 20 ～ 25 mm で分岐した直後は A1 とくも膜で癒着していることが多く手術操作に注意が必要である．灌流域は尾状核前半部から，被殻前 1/3，淡蒼球外側 1/3，内包前脚と言われている．この血管の障害により，失語（有意半球），顔面から上肢有意の片麻痺などが報告されている[22]．

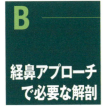

B 経鼻アプローチで必要な解剖

1 鼻中隔の骨・軟骨構造

　鼻中隔は鼻中隔軟骨，篩骨鉛直板，鋤骨より構成される．生後早期には，これらは軟骨であるが，成長に伴い早期に鋤骨が骨化し，その後篩骨鉛直板の部分が骨化し残った部分が鼻中隔軟骨部分である．篩骨鉛直板は薄く容易に手術の際に骨折させることができる．また，これらを覆う骨膜下からの粘膜剥離は手術の際に多くの場合必要になる．容易で安全な骨膜下からの剥離を行うためには，骨膜のそれぞれの構造物との境界部分での癒着の状態を理解しておく必要がある．鼻中隔軟骨と篩骨鉛直板の境界部分では，発生過程を反映し軟骨膜，骨膜は連続しておりこの部分での剥離は容易であるが，鼻中隔軟骨と鋤骨との境界部分ではこれらが不連続であり，鼻中隔粘膜の癒着があるため，この部分での剥離操作により鼻粘膜損傷をきたしやすい．また，鼻中隔の発達は顔面容姿の形成にも影響す

るため，十分な顔面の発達が得られるまでは広範囲な切除は行わず，成人後においても鞍鼻を避けるためにも前方 2cm 以上は温存する必要がある．

2 鼻甲介

　鼻甲介には，下鼻甲介，中鼻甲介，上鼻甲介，最上鼻甲介があり，下鼻甲介以外は篩骨の一部である．これら鼻甲介により上，中，下の鼻道が形成され，鼻中隔と鼻甲介の間に総鼻道が形成される．手術の際の指標となるのは中鼻甲介の下縁を追うとその後端近くで蝶口蓋孔が開口している．蝶口蓋孔は，上顎洞の内側，自然孔の外側下部にあり翼口蓋窩の鼻腔への開口部である 図11 図12 ．

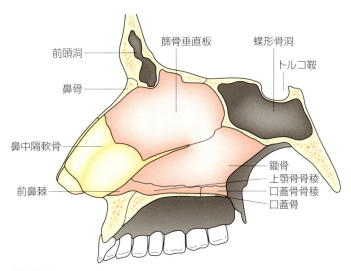

図11　鼻中隔の構造

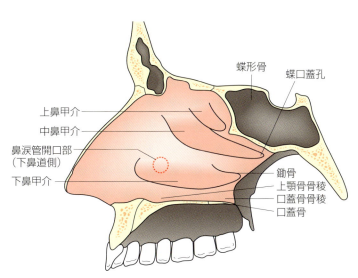

図12　中鼻甲介

3 鼻腔の血管

　鼻中隔の動脈は外頚動脈からの分枝である蝶口蓋動脈および内頚動脈由来の前篩骨洞動脈，後篩骨洞動脈から栄養され，鼻中隔の前部には血管が高密度に分布するキーゼルバッハ部位と呼ばれる部分がある．副鼻腔側壁側も同様に蝶口蓋動脈，前篩骨洞動脈，後篩骨洞動脈より栄養される．蝶口蓋動脈は蝶口蓋孔より出て，鼻腔内の多くの領域に分岐する．蝶口蓋動脈は蝶形骨洞前壁を下方に展開する際に損傷することがあり注意を要する 図13AB．

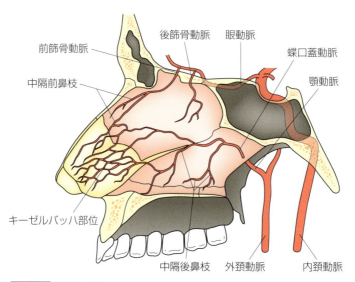

図13A 鼻腔の血管
鼻中隔の血管支配

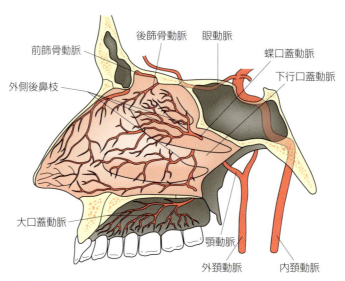

図13B 鼻腔の血管
中鼻甲介の血管支配

4 翼口蓋窩の解剖

翼口蓋窩は中頭蓋窩，眼窩，鼻腔の間を連絡する重要な部位で，それぞれに分布する神経や血管が多く通る．正円孔は中頭蓋窩と交通し上顎神経が通る．翼突管（Vidian canal）は頭蓋底と繋がり大錐体神経，深錐体神経，翼突管動脈と静脈，翼突管神経が通過，大口蓋管は口蓋と繋がり，大口蓋神経，下行口蓋神経，大口蓋動脈が通過する．蝶口蓋孔は鼻腔と交通し蝶口蓋動脈・静脈，上顎神経の外側，内側上後鼻枝が通過する．下眼窩裂は眼窩と交通し眼窩下神経，頬骨神経，上顎神経の眼窩枝，眼窩下動脈・静脈，下眼静脈が通過する 図14 図15．

5 トルコ鞍前壁の周囲の解剖

頭蓋咽頭腫の手術を経鼻的に行う場合に重要な適応検討項目の一つとなる蝶形骨洞は，含気の程度により sellar type, presellar type, conchal type に分けられる．Sellar type における蝶形骨洞周辺の骨構造は手術時のオリエンテーションの理解に大切である，含気が良好な場合にはトルコ鞍の両外側に内頚動脈隆起を認め，上方に視神経管の隆起，内頚動脈隆起と視神経管隆起との間に視神経管内内頚動脈陥凹が確認できる 図16．

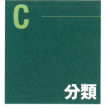
C 分類

手術を念頭に置き頭蓋咽頭腫を分類する場合，視交叉，前交通動脈，前大脳動脈，下垂体，下垂体茎，視床下部，鞍隔膜，くも膜などとの関連性を検討した分類が有用である．特にアプローチの決定の際には，視交叉と下垂体上縁までの距離は経鼻的アプローチの際に重要となり，下垂体茎の温存を前提とする場合には，腫瘍と下垂体茎の関連の理解は必要である．また，鞍隔膜や，くも膜の存在位置は剥離操作を進める上での指標となる．摘出術を前提とした分類は多く報告されている．

1 視交叉と腫瘍との関連に着目した分類

視交叉と腫瘍との位置関係は，手術選択の際に最も重要な検討項目の一つである．Prechiasmatic space への腫瘍の伸展の程度や，視交叉と下垂体上縁の距離は，開頭および経鼻アプローチにおいて手術難易度に大きな影響を与える．

この分類は，古くより用いられており，prechiasmatic space が腫瘍の伸展により広がったタイプで，subchiasmatic type, prechiasmatic type などと呼ばれるものがこれに当たる．腫瘍が後方へ進展し prechiasmatic space が狭いものを retrochiasmatic type などと呼び prefixed chiasm を形成する．このタイプは開頭での前方からのアプローチの難易度が上がる 図17．

2 下垂体茎を中心とした発生部位に着目した分類

頭蓋咽頭腫は原始頭蓋咽頭管が存在する部分から発生し，トルコ鞍内部分から第三脳室底部までの部分に発生し，発生部位のわずかな違いが手術アプローチの

外科解剖

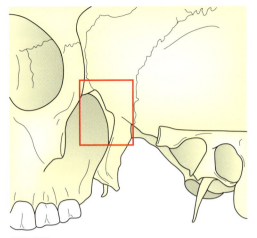

図14 左の翼口蓋窩を外側から見た図

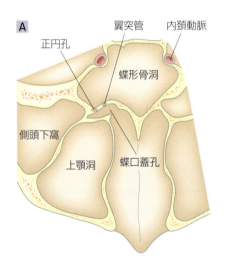

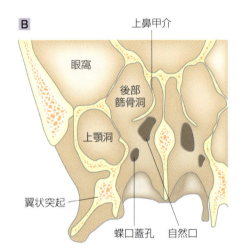

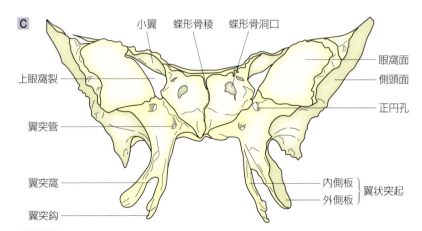

図15 拡大蝶形骨手術の際に側方へ術野を拡大するための解剖
Aは蝶口蓋孔を通る水平断で，Bは手術アプローチ側から見た冠状断を示す．
蝶口蓋孔は自然孔の下側方に存在し，その奥側方に翼突管，正円孔が存在する．
Cは上顎洞後面の骨まで除去し蝶形骨前面を見た図．

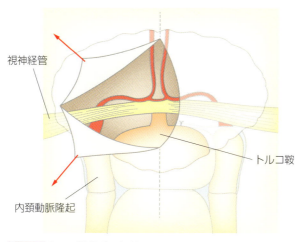

図16 トルコ鞍前壁の解剖

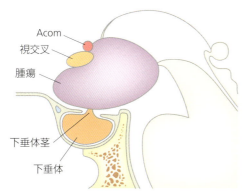
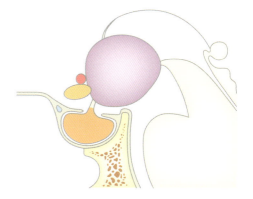

図17 視交叉と腫瘍の関連に着目した分類

選択に大きく影響する．

　下垂体茎の鞍内部分から発生する鞍内型，鞍上部の下垂体茎から発生する鞍上部型に大きく分類される．鞍隔上部下垂体茎型は，下垂体茎前方に腫瘍が発生し腫瘍は視交叉を上方に挙上する prechiasmatic type および下垂体茎後方に腫瘍が発生した retrochiasmatic type，下垂体茎内に発生し下垂体茎が同定できない trans-stalk type に分けることができ，trans-stalk type は発生する部位により，第三脳室内を首座とするものと，視交叉下面から第三脳室に進展するものがある[23,24]　図18．

3 くも膜に着目した分類

　頭蓋咽頭腫は，くも膜下の腫瘍であり，多くの症例で神経や血管など腫瘍周囲の重要構造物との剝離操作は，くも膜の層を利用することで可能である．これは，腫瘍と周囲との癒着がないことを仮定すれば，視野外の腫瘍も内減圧後の牽引により周辺部分を視野内に移動し剝離摘出を進めることができることを意味している．一方，最も正常構造と腫瘍の分離，剝離が困難であるのは，腫瘍の発生母地

外科解剖

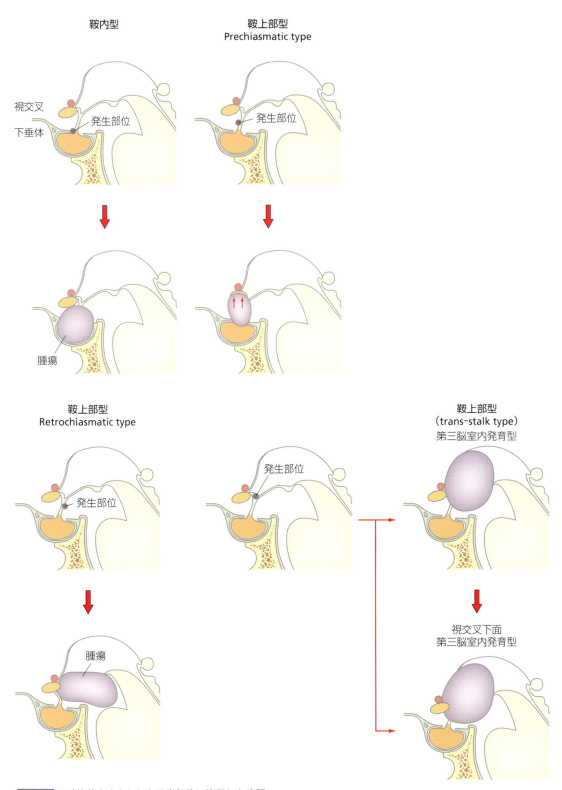

図18 下垂体茎を中心とした発生部位に注目した分類

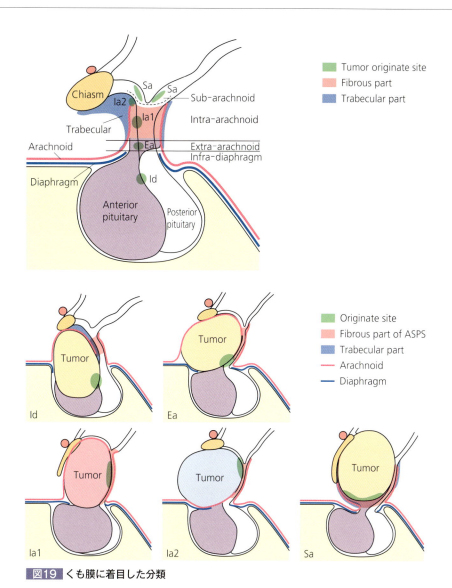

図19 くも膜に着目した分類

であるinfundibulumやpituitary stalkの部分であり，この部分を直視下に操作できる点にextended transsphenoidal approachが本腫瘍の摘出法として有利な点である．開窓部の狭いextended transsphenoidal approachでは，腫瘍の側方や後方には視野内に収まらない部分があり，視野外で，周辺の重要構造物と腫瘍との間での癒着がある場合には，これを視野内に収めるための牽引操作により重大な合併症をもたらす危険性があり注意が必要である．これを避けるためにも術前からくも膜に着目し診断を進めることが大切である．くも膜に着目した分類は，Qiら[25]により報告されている．腫瘍の発生部位をinfra-diaphragm, Extra-arachnoid, Intra-arachnoid1,2, sub-arachnoidに分類しており，発生部位による周囲との癒着を予測するのに参考となる．

外科解剖

① Infra-diaphragm

腫瘍は鞍内から発生，腫瘍の上方に鞍隔膜，くも膜が存在する．視交叉は上方に挙上されている．腫瘍と視神経，第三脳室底の間には鞍隔膜とくも膜が存在する．下垂体茎は鞍上部では同定できる．

② Extra-arachnoid

鞍上部で，くも膜外に発生，腫瘍の上方にはくも膜が存在する．視交叉は上方に持ち上がる．腫瘍と視神経，第三脳室底の間にはくも膜が存在．鞍隔膜は下方に存在する．比較的下垂体茎の同定が可能．

③ Intra-arachnoid 1

腫瘍はくも膜内の stalk から発生．腫瘍と視神経，第三脳室底との間にはくも膜が存在．視交叉の挙上が少なく，下垂体茎の術中の分離が困難．

④ Intra-arachnoid 2

Infundiblum のくも膜の trabecular part より発生．視神経，第三脳室底の間にはくも膜はない．視交叉は上方に持ち上がっている．くも膜，鞍隔膜は腫瘍の下方に存在．

⑤ Sub-arachnoid

くも膜下に発生し第三脳室内へ腫瘍が進展する[26-34] 図19 ．

▪ 文献

1) Perlmutter D, Rhoton AL Jr. Microsurgical anatomy of the anterior cerebral-anterior communicating-recurrent artery complex. J Neurosurg. 1976; 45（3）: 259-72.

2) Gomes FB, Dujovny M, Umansky F, et al. Microanatomy of the anterior cerebral artery. Surg Neurol. 1986; 26（2）: 129-41.

3) Dunker RO, Harris AB. Surgical anatomy of the proximal anterior cerebral artery. J Neurosurg. 1976; 44（3）: 359-67.

4) Pedroza A, Dujovny M, Cabezudo-Artero J, et al. Microanatomy of the premamillary artery. Acta Neurochir (Wien). 1987; 86（1-2）: 50-5.

5) Saeki N, Rhoton AL Jr. Microsurgical anatomy of the upper basilar artery and the posterior circle of Willis. J Neurosurg. 1977; 46（5）: 563-78.

6) Milisavljevic MM, Marinkovic SV, Gibo H, et al. The thalamogeniculate perforators of the posterior cerebral artery: the microsurgical anatomy. Neurosurgery. 1991; 28（4）: 523-9; discussion 9-30.

7) Zeal AA, Rhoton AL Jr. Microsurgical anatomy of the posterior cerebral artery. J Neurosurg. 1978; 48（4）: 534-59.

8) Alpers BJ, Berry RG, Paddison RM. Anatomical studies of the circle of Willis in normal brain. AMA Arch Neurol Psychiatry. 1959; 81（4）: 409-18.

9) Gibo H, Lenkey C, Rhoton AL Jr. Microsurgical anatomy of the supraclinoid portion of the internal carotid artery. J Neurosurg. 1981; 55（4）: 560-74.

10) Anik I, Ceylan S, Koc K, et al. Microsurgical and endoscopic anatomy of Liliequist's membrane and the prepontine membranes: cadaveric study and clinical implications. Acta Neurochir (Wien). 2011; 153（8）: 1701-11.

11) Sufianov AA, Sufianova GZ, Iakimov IA. Microsurgical study of the interpeduncular cistern and its communication with adjoining cisterns. Childs

Nerv Syst. 2009; 25（3）: 301-8.

12) Froelich SC, Abdel Aziz KM, Cohen PD, et al. Microsurgical and endoscopic anatomy of Liliequist's membrane: a complex and variable structure of the basal cisterns. Neurosurgery. 2008; 63（1 Suppl 1）: ONS1-8; discussion ONS-9.

13) Pedroza A, Dujovny M, Ausman JI, et al. Microvascular anatomy of the interpeduncular fossa. J Neurosurg. 1986; 64（3）: 484-93.

14) Hara K, Fujino Y. The thalamoperforate artery. Acta Radiol Diagn（Stockh）. 1966; 5: 192-200.

15) 井上　享, 松野治雄, 永田真治, 他. 後有孔質の微小外科解剖 - とくに穿通枝と手術アプローチについて. 顕微鏡下手術のための脳神経外科解剖 V. サイメッド・パブリケーションズ; 1993. p.42-50.

16) 坂田修治, 藤井清孝, 福井仁士, 他. 脳底動脈分岐部近傍の穿通枝の微小外科解剖. 顕微鏡下手術のための脳神経外科解剖 V. サイメッド・パブリケーションズ; 1993. p.71-6.

17) Caplan LR. "Top of the basilar" syndrome. Neurology. 1980; 30（1）: 72-9.

18) 佐伯直勝, 山浦　晶, Rhoton AL Jr. Willis 動脈輪後半部の穿通枝の解剖―特に, 脳底動脈瘤手術時に必要な微小外科解剖とそのバリエーションについて. 第 2 回微小脳神経外科解剖セミナー講演集; 1989. p.145-57.

19) Rosner SS, Rhoton AL Jr, Ono M, et al. Microsurgical anatomy of the anterior perforating arteries. J Neurosurg. 1984; 61(3): 468-85.

20) Yasargil MG. Microsurgery vol.1 Operative Anatomy. Stuttgart, New York: George Thieme Verlag; 1984. p.92-116.

21) 上山博康, 小林延光, 谷川緑也, 他. 前大脳動脈の解剖と手術アプローチ. 顕微鏡下手術のための脳神経外科解剖 VIII. サイメッド・パブリケーションズ; 1996. p.31-40.

22) 井上　享, 福井仁士, Day AL. 前大脳動脈および前交通動脈の微小外科解剖. 顕微鏡下手術のための脳神経外科解剖 III. サイメッド・パブリケーションズ; 1990. p.31-8.

23) Kassam AB, Gardner PA, Snyderman CH, et al. Expanded endonasal approach, a fully endoscopic transnasal approach for the resection of midline suprasellar craniopharyngiomas: a new classification based on the infundibulum. J Neurosurg. 2008; 108（4）: 715-28.

24) 後藤剛夫, 國廣誉世, 森迫拓貴, 他. 頭蓋咽頭腫に対する手術到達法選択の重要性. 脳外誌. 2014; 1（23）: 12-9.

25) Qi S, Lu Y, Pan J. Anatomic relations of the arachnoidea around the pituitary stalk: relevance for surgical removal of craniopharyngiomas. Acta Neurochir（Wien）. 2011; 153（4）: 785-96.

26) 坂井健雄, 河田光博, 訳. プロメテウス解剖学アトラス. 東京: 医学書院; 2010.

27) 寺本　明, 長村義之, 編. 下垂体腫瘍のすべて. 東京: 医学書院; 2009.

28) 宜保浩彦, 外間政信, 大沢道彦, 他. 臨床のための脳局所解剖学. 東京: 中外医学社; 2000.

29) 半田　肇, 花北順哉, 訳. 神経局所診断―その解剖, 生理臨床―. 東京: 文光堂; 1994.

30) 後藤文男, 天野隆弘. 臨床のための神経機能解剖学. 東京: 中外医学社; 1993.

31) 斉藤延人, 片山容一, 富永悌二, 編. ビジュアル脳神経外科 6　間脳・下垂体・傍鞍部. 東京: メジカルビュー社; 2013.

32) 片山容一, 富永悌二, 斉藤延人, 編. ビジュアル脳神経外科 3　脳幹・基底核・小脳. 東京: メジカルビュー社; 2011.

33) 佐伯直勝, 編. 脳神経外科エキスパート　間脳下垂体. 東京: 中外医学社; 2008.

34) 北野昌彦. やっとわかった！拡大経蝶形骨手術　手術野セットアップから閉鎖まで. 東京: メジカルビュー社; 2014.

〈松尾孝之〉

CHAPTER 5 ●外科治療

1 Pterional approach

　頭蓋咽頭腫の経頭蓋アプローチは正中からの basal（または anterior）inter-hemispheric translamina terminalis approach と側方からの pterional approach に大別でき，ほとんどの頭蓋咽頭腫がこれらいずれかの方向からのアプローチで対応可能である．その他，後側方から視交叉後面の腫瘍を直視下に処理できる transpetrosal approach，上方からの trasncallosal transventricular approach なども腫瘍の局在や伸展方向に応じて選択される場合がある．

　アプローチの選択は腫瘍のサイズ，性状（伸展方向，偏在性などを考慮して決定するが，術者の好みや経験などもアプローチ選択に影響する．腫瘍が比較的大きく上方伸展が強い場合は原則 interhemispheric translamina terminalis approach が選択されるが，腫瘍サイズが比較的小さく第三脳室方向への伸展もそれ程強くない症例（Samii 分類[1] で garde II から III くらいまで）や上方伸展部分が囊胞性の場合では側方からの pterional approach も選択肢に入る．また，強い側方伸展を示すタイプで左右どちらかに偏在しているような場合では伸展方向側からの pterional approach が選択される．

　Pterional approach の利点の一つとして，orbitozygomatic osteotomy の追加を行ったり，あるいは anterior clinoidectomy から Dolenc 法まで拡張したりするなど，到達法の拡張性が非常に高いところが挙げられる．さらに，pterional approach ではその基本である transsylvian approach に加えて，subfrontal route でより前方から，さらに anterior temporal approach の要素を追加して側方・下方からの術野を展開できる．本稿では，頭蓋咽頭腫に対する pterional approach の基本手技とその注意点について解説する．

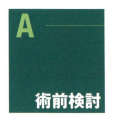

A 術前検討

　鞍上部を中心に発生・発育する頭蓋咽頭腫に対して pterional approach を応用する場合，まず左右どちらからアプローチするかを決定する．そのために以下のような術前検討を行い，総合的に判断する．(1) 視力・視野評価により障害の程度や左右差，(2) MRI で腫瘍の伸展方向や視神経や前大脳動脈などの重要構造物との位置関係，(3) 造影 3D-CT や脳血管撮影による腫瘍周囲の動・静脈の走行などである．通常，腫瘍が左右どちらかに偏在しているような症例では，偏在している方からアプローチし，腫瘍の局在に左右差がない場合には非優位半球側の開頭を行う．一方，視力障害に左右差があり，腫瘍が障害の強い側の視神経の下にもぐり込むように発育し上方に強く圧排しているような場合は，その反対側からアプローチすると視神経の裏面の観察・操作が容易となる（症例参照）．その

他，シルビウス裂を広く開放して anterior temporal approach も併用する場合は，アプローチの左右決定にはシルビウス静脈の発達程度や還流方向なども重要な術前情報となる．

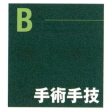
手術手技

Pterional approach は脳神経外科手術の中でも最もスタンダードで頻用されるアプローチの一つであり，その提要や基本手技については多くの優れた手術書で解説されている[2]．したがって，ここでは頭蓋咽頭腫の摘出を意図した場合のpterional approach の（1）体位・皮膚切開・開頭，（2）硬膜内操作と腫瘍摘出，（3）硬膜閉鎖・前頭洞閉鎖・閉頭などの手技について工夫や注意点を述べる．

1 体位・皮膚切開・開頭

体位は仰臥位で上体を約 30 度挙上し，同側に肩枕を挿入する．頭部は反対側に約 45 度回旋させメイフィールドに固定する．

上述したように種々の術前情報に基づいてアプローチ側を決定する．皮膚切開は耳介前方から頭髪線の直ぐ後方に沿って正中もしくは正中を少し越えるまで半弧状に行う．通常，本アプローチでは側頭筋は 2-layer に切開する必要はなく，骨膜および皮膚筋肉弁として一塊に翻転する．前頭側頭開頭は subfrontal route でも腫瘍に到達できるように前頭側にも広げる 図1．また，側頭葉を後方に牽引できるように（anterior temporal approach），側頭葉側の頭蓋底を広く開放する．開頭後，蝶形骨縁を上眼窩裂の硬膜から menigoorbital band が露出されるまで削除して，anterior temporal approach の要素も追加できるようにする．蝶形骨縁の削除に続き，硬膜外で anterior clinoidectomy を行い，menigoorbital band を切離して固有硬膜を peel off する操作を行うと Dolenc 法へと移行できる．

一方，上方伸展部分や視交叉後面部分の処理に際して顕微鏡光軸の look-up の度合いが強くなることが予想され orbitozygomatic approach を選択するよう

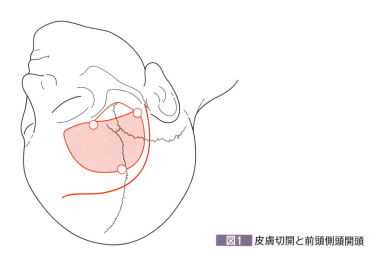

図1　皮膚切開と前頭側頭開頭

1. Pterional approach

な場合は，皮膚切開の正中側を反対側に延ばし，側頭筋膜を interfascial layer で切開・剝離して orbital rim の外側すなわち zygoma の frontal process から zygomatic arch の上縁を露出する必要がある．Orbitozygomatic approach の手技の詳細については他の論文・手術書に譲る．

❷ 硬膜内操作と腫瘍摘出

硬膜はシルビウス裂を中心に弧状に切開する．硬膜切開のポイントは，subfrontal approach が行えるような前頭葉底面の露出と anterior temporal approach が可能となる側頭葉の露出である．硬膜切開後，まずシルビウス裂の開放を行う．中大脳動脈分岐部〜M1〜内頚動脈が顕微鏡の弱拡の観察で一望できるまでシルビウス裂を広く開放する．もし通常の前頭側頭開頭で anterior temporal approach の要素を加えるのであれば，シルビウス裂を開放する際にシルビウス静脈を前頭葉側に残す方法も考えられるが，頭蓋咽頭腫の摘出を目的とする場合は前頭葉を挙上する subfrontal route も必要となるため，シルビウス静脈は従来の transsylvian approach 通り側頭側に残す方がよい．シルビウス裂開放に続き，内頚動脈周囲から同側前大脳動脈 A1，さらに反対側 A1，両側視神経を前頭葉底面から剝離する．この操作において，腫瘍の圧排による視神経の緊張が強いときは細心の注意が必要である．場合によっては腫瘍の内減圧を先に行い，視神経の緊張を下げてから剝離を行うようにする．

シルビウス裂開放と前頭葉底面の剝離を行い前頭葉の挙上を容易にした後，まず subfrontal route で腫瘍へアプローチする．視神経，内頚動脈，中大脳動脈 M1，前大脳動脈 A1 などの重要構造物の位置関係からいくつかの解剖学的スペースが腫瘍への到達に利用できる　図2．

（1）prechiasmatic space：視交叉の形態（prefixed または postfixed type）に左右されるが，pterional approach で subfrontal route で頭蓋咽頭腫の内減圧と摘出を行う際の重要なスペースである．腫瘍を内減圧しながら腫瘍切除を進めると，症例によっては下垂体柄を認めることができる．赤みを帯びた組織や縦走する血管構造などを認めるなど少しでも下垂体柄の可能性が疑われる場合は凝固を控えて剝離・温存を試みる　図3　図8B．

（2）lamina terminalis：第三脳室内への伸展部分はこのスペースから到達できる．第三脳室前半部の脳室壁すなわち視床下部との剝離がこのスペースにおける重要な操作となる．ただし，アプローチ側と同側の視床下部との剝離は難しい　図4．

（3）optico-carotid space：操作スペースは内頚動脈走行形態により影響される．腫瘍の内減圧後，内頚動脈や後交通動脈からの穿通枝を腫瘍から剝離する　図5．

（4）carotid bifurcation space：内頚動脈の後方に位置する腫瘍にアプローチできるが，内頚動脈や後交通動脈さらに前大脳動脈 A1 からの穿通枝が手前に存在するため，摘出操作には細心の注意が必要である．

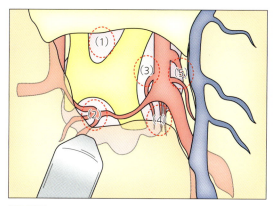

■図2　腫瘍への到達に利用できる解剖学的スペース
（1）prechiasmatic space
（2）lamina terminalis
（3）optico-carotid space
（4）carotid bifurcation space
（5）carotid tentorial space

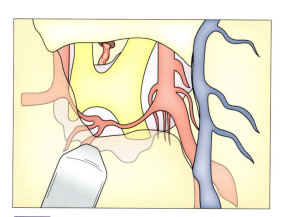

■図3　Prechiasmatic space からの腫瘍摘出と下垂体柄の温存

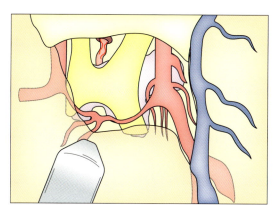

■図4　Translamina terminalis 経由よる第三脳室内伸展腫瘍の摘出

1. Pterional approach

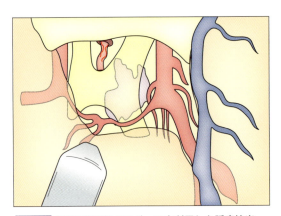

図5 内頸動脈周囲のスペースを利用した腫瘍摘出
Subfrontal approach では視交叉後面の腫瘍摘出は制限される．

(5) carotid tentorial space：内頸動脈の外側でテント自由縁の内側のスペースを利用して主として腫瘍の外側後面へと到達する．腫瘍の剝離・摘出操作には，前脈絡動脈，後交通動脈とその穿通枝および動眼神経の走行に注意を払う必要がある．通常，内頸動脈の外側からのアプローチは後述する anterior temporal approach を用いる．Subfrontal approach でこれらの解剖学的スペースを十分に利用してもなお視交叉後面の腫瘍の摘出が困難な場合がほとんどである 図5 ．

視交叉後面から脳幹方向へと伸展した腫瘍に対しては通常の pterional approach に anterior temporal approach の要素を加える．すなわち，側頭葉を挙上気味に後側方へ圧排し内頸動脈の外側から retro-carotid space へとアプローチする 図6 ．後交通動脈からの分岐する穿通枝が腫瘍の手前に存在するため，通常後交通動脈の下方のスペースを利用して剝離・摘出操作を行う（ 図6 矢印）．その際，近傍を中脳から出た動眼神経が oculomotor trigone へと走行する

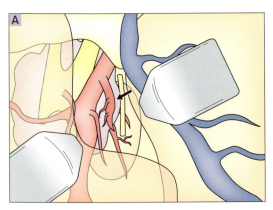 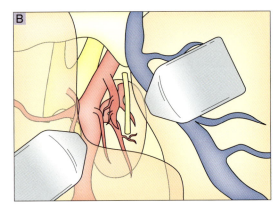

図6 外側前方からの腫瘍へのアプローチ（anterior temporal approach）
A： 視交叉後面から脳幹方向へと伸展した腫瘍には側頭葉を後側方へ圧排し，外側前方からアプローチする．
後交通動脈からの穿通枝を避けるために主として後交通動脈の下方のスペースを利用する（矢印）．
B： 腫瘍摘出後

ため注意を要する．腫瘍を十分に内減圧すれば，腫瘍と脳底動脈および脳幹との剥離は比較的容易に行える．ただし，このアプローチで視交叉後面の腫瘍摘出をさらに行うためには anterior temporal approach では限界があるため，Dolenc テクニックを応用してより外側下方から腫瘍を観察する必要がある．

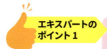
エキスパートのポイント1 視神経，穿通枝，視床下部，下垂体柄などの重要構造物との剥離は，腫瘍の徹底的な内減圧を行った後，くも膜温存による腫瘍と重要構造物との間に剥離面を作る．

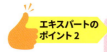
エキスパートのポイント2 腫瘍への到達はいくつかの解剖学的スペースを利用するが，個々のスペースごとに腫瘍を分断して摘出するのではなく，それぞれのスペースでの操作は内減圧と周囲構造物との剥離にとどめる．その後，できるだけ腫瘍被膜の連続性を保ちながら，腫瘍発生部位の正中方向へと腫瘍を引き寄せて最終的に一塊として摘出する．

3 硬膜閉鎖・前頭洞閉鎖・閉頭

硬膜は water-tight に閉鎖する．Subfrontal approach を行うために前頭側に広く開頭するため前頭洞の開放が予想される場合は，皮膚切開時に皮膚弁前方部分で帽状腱膜と骨膜との間の loose areolar tissue の層で切離して，皮膚弁から pericranial flap を剥離しておく．前頭洞が開放されれば，粘膜を鼻前頭管付近まで完全に除去した上で pericranial flap で覆うことにより硬膜外腔と完全に遮蔽する．骨弁は pericranial flap を挟み込むように開頭の前頭側で合わせてチタンプレートなどで固定する．

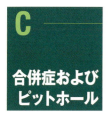
C 合併症およびピットホール

①内分泌機能障害

頭蓋咽頭腫の術後合併症として，まず内分泌機能障害が挙げられ，高頻度に尿崩症はもちろん各種下垂体前葉ホルモンの欠落をきたしうる．術前から既にこれらの分泌機能障害が認められる場合は術後もその回復は難しい．また，術中に下垂体柄を同定でき，形態学的に温存しえた場合でも機能的な温存は困難な場合が多い．Yaşargil の 159 例のシリーズでも 88 例（55.3％）に術中に下垂体柄が同定でき，49 例（30.8％）で形態学的な温存がなされているにもかかわらず，128 例（80.5％）に術後永続的な尿崩症を認めており[3]，内分泌機能温存の困難さを物語っている．

②視床下部障害

視床下部障害も意識障害，記銘力障害，電解質異常，体温調節異常などの重篤な症状を呈することが多いことから，注目すべき術後合併症である．腫瘍と視床下部との剥離の際の物理的な損傷や視床下部を栄養する微細血管の血行障害によって生じる．視床下部との剥離には愛護的な操作が必要で，バイポーラの凝固も極力避けるか，あるいは低出力で行うようにする．

③穿通枝の血行障害

内頚動脈や後交通動脈からの穿通枝の血行障害が直接損傷や機械的操作による血管攣縮によって起こり，術後の片麻痺や視床下部障害の原因となる．繊細な操作とバイポーラの低出力凝固が重要で，血管攣縮が起これば速やかに塩酸パパベリンで血管を拡張させるようにする．

④視力・視野障害の悪化

腫瘍により既に緊張した視神経・視交叉への物理的な負荷により起こる．これを回避するために，腫瘍との剥離の前に予め十分な内減圧が必須である．

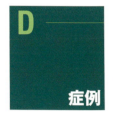

▶**患者：23歳，女性，視力・視野障害**

右側の視力障害が強く〔RV = 0.01（nc），LV = 0.1（0.8）〕，不規則な両耳側半盲を認めた．MRIでは鞍上部に不均一の増強を受け，囊胞を伴う腫瘍性病変を認めた 図7．術前の内分泌学的検査では汎下垂体機能低下症を認めた．下垂体頭蓋咽頭腫の診断で，腫瘍サイズが比較的小さく第三脳室方向への伸展も強くな

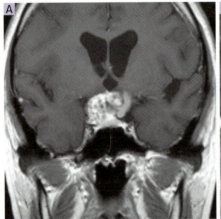
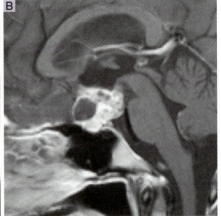

図7 術前造影 MRI
A：冠状断　B：矢状断

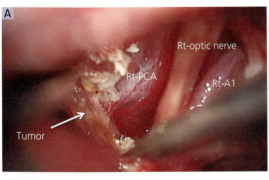
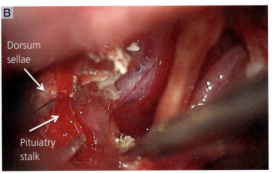

図8 腫瘍と周囲脳との関係
A：右視神経の減圧を図るために左側からのアプローチを選択し，prechiasmatic space から右視神経下面の腫瘍を摘出した．
B：腫瘍を摘出していくと下垂体柄が同定できたため，これを温存した．

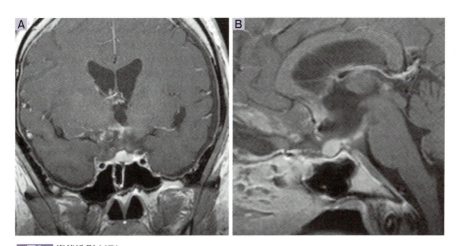

図9 術後造影 MRI
A：冠状断　B：矢状断

いため pterional approach を選択した．右視神経の減圧を図るために左側アプローチを行い，prechiasmatic space から右視神経下面の腫瘍を摘出した 図8A ．腫瘍を摘出していくと下垂体柄が同定できたため，これを温存した 図8B ．右側の視力障害は軽快し，術後 MRI で腫瘍の全摘出を認めた 図9 ．一方，下垂体柄は形態学的に温存できたにもかかわらず，術後汎下垂体機能低下症は変わらず，ホルモン補充を要する尿崩症をきたした．

- 文献

1) Samii M, Samii A, Ludemann W, et al. Surgical management of craniopharyngiomas. In: Schmidek HH, editor. Schmidek and Sweet Operative Neurological Techniques: Indications, Methods, and Results. 5th ed. Philadelphia: WB Saunders; 2006. p.437-52.
2) Yaşargil MG. Surgical Approaches. In: Microneurosurgery IVB. Stuttgart: Georg Thieme Verlag; 1996. P.37-51.
3) Yaşargil MG. Craniopharyngioma. In: Microneurosurgery IVB. Stuttgart: Georg Thieme Verlag; 1996. p.205-23.

〈中尾直之〉

CHAPTER 5 ●外科治療

2 Dolenc approach

　頭蓋咽頭腫は，良性腫瘍であるが下垂体丙部に発生し，視床下部，視神経や穿通枝に絡み，手術時に損傷すると重大な神経症状をきたすため全摘出が困難な場合が多い．その手術アプローチには様々な方法がある[1,2]が，本稿では，Dolenc approach[3-6]について解説する

A 体位，皮膚切開，開頭

　この手術は海綿静脈洞より静脈性の出血をきたすため，静脈圧を下げるべく背板を 20 ～ 25 度程度に通常より高くあげ，頚部を十分伸展して，静脈灌流障害をきたさないように固定する 図1 ．皮膚切開は通常の前頭側頭開頭と同様，皮膚弁と筋肉を一塊として翻転する．開頭は前頭葉側はできるだけ眼窩上縁骨が残らないように，側頭葉側は眼窩外側部を通常より大きく開頭する 図2A ．

B 頭蓋咽頭腫に対するDolenc approachの実際

　頭蓋咽頭腫に対する頭蓋底アプローチの一つとして，Dolenc approach[3-6]があり，このアプローチについて解説する．一般に，Dolenc approach は 3 つのステップからなり，(1) 硬膜外に前床突起を削除，(2) 中頭蓋窩の露出，(3) 三叉神経と後頭蓋窩の露出，に分けられる．ただし，頭蓋咽頭腫の手術で必要なアプローチは，前床突起の削除と内頚動脈外側のワーキングスペースの確保で十分なことが多い．

　ここでは，我々の安全で簡便な Dolenc approach の最初のステップである前床突起の削除方法について述べる．開頭後硬膜外から側頭葉先端部を確認できる程度まで sphenoidal ridge と側頭骨を削除しておく．側頭葉先端部硬膜は顕微鏡を水平方向へ倒しこみ，確認できる程度で良いため，大きく骨を削除する必要はない．次に，上眼窩裂と側頭葉硬膜をつなげる meningo-orbital band は凝固切断する 図2B ．ただし，眼動脈が内頚動脈から分岐せず，外頚動脈から栄養さ

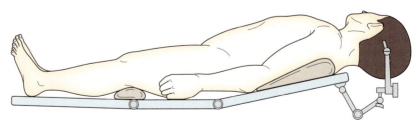

　図1　手術体位
通常より海綿静脈洞から静脈性の出血をきたすため，背板を 20 ～ 25 度程度に通常より高くあげ，頚部を十分伸展して，静脈灌流障害をきたさないように固定する．

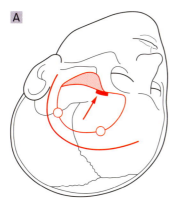
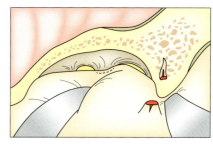

図2 左皮膚切開と開頭範囲
A: 左前頭側頭開頭で，我々は2個のバーホールでpterion部は骨鑿を用いて開頭している．
　骨盤を用いて（矢印）斜線部の骨はリウエルで削除する．
B: meningo-orbital bandを切開し，前床突起を露出する．

れる場合はrecurrent meningeal arteryがmeningo-orbital band内を走行し，眼動脈に分布するため，切断すると視力障害をきたすため，注意が必要である．ここからは顕微鏡操作となるが，まず視野の邪魔になる眼窩外側骨の凹凸を平坦になる程度まで削除するが眼窩骨膜を露出する必要はない．前頭蓋底と中頭蓋底を硬膜から十分に剝離し，両側から脳ベラを用いて骨を露出する．Meningo-orbital bandを切開後，深部では側頭葉固有硬膜を海綿静脈洞外側壁と剝離（peel off）し，この層で剝離すると前方で正円孔と三叉神経第2枝が確認される．海綿静脈洞外側壁と剝離する際は静脈性の出血をきたすため，必要なら背板を挙上して調整し，サージセルや綿花を敷いておく．我々は持続吸引チューブを硬膜外スペースに留置している．Meningo-orbital bandの大きさや広がり，剝離のしやすさなど，個人差はあるが，側頭葉固有硬膜と海綿静脈洞外側壁を意識して，様々な部位から剝離しやすい層を見つける．この部の側頭葉固有硬膜にはsphenoparietal sinusが存在し，薄い膜をかぶった静脈が認められる．側頭葉固有硬膜を破り，硬膜内に入ることがあるが，sphenoparietal sinusの損傷には注意し，少しずつ剝離すれば静脈性の出血は，サージセルやフィブリン糊で止血可能である．我々はこのpeel off操作に眼科で使用されているゴルフ刀®を用い，小型の円刃刀より小さく，どの部でも切開できるため，使い勝手がよい **図3** （動画1）．前床突起の深部まで固有硬膜を露出する必要はなく，動眼神経は通常前床突起の外側深部であり，したがって，我々は動眼神経は露出していない．その後，前床突起の近傍から骨のドリリングを開始するが，篩骨洞粘膜の開放に注意する．術前CTで前床突起周辺，篩骨洞の含気を確認しておき，篩骨洞粘膜の開放を避けるよう注意する．最も注意すべきは視神経損傷で，このアプローチでは自分の予想より視神経管が浅い部位を走行していることに注意すべきである．古典的に安全な方法は眼窩骨膜を露出し，眼窩先端部に追跡していくと視神経に到達する

動画1

動画1　http://www.chugaiigaku.jp/images/movie/Cranio/5-2_Ikawa_1.mp4

2. Dolenc approach

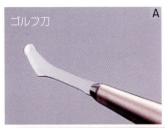

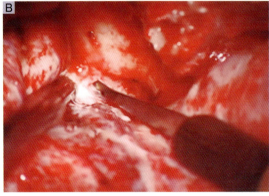

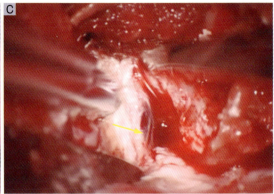

図3 左 Dolenc approach
A：ゴルフ刀
B：側頭葉固有硬膜を海綿静脈洞外側壁から peel off している．
C：sphenoparietal sinus の静脈（矢印）を認める．

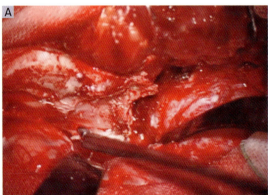

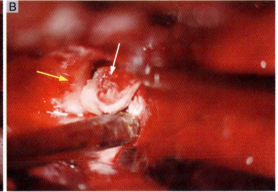

図4 右 Dolenc approach
A：右眼窩上縁骨を削除し眼窩骨膜を露出した．その後眼窩先端部の視神経へ眼窩上縁骨を除去していった．
B：視神経管（黄矢印）外側の前床突起（白矢印）を削除している．

動画2

図4（動画 2）．しかし，これでは時間がかかること，眼窩上部の骨をすべて削除する必要性はなく，我々はまず前床突起基部の cancellous bone を確認し，その正中よりの視神経管を形成する compact bone を確認することを最も重要視している **図5**（動画 3）．視神経管を確認できれば今後の操作は安心でき，熱損傷を避けるため compact bone は視神経硬膜を露出させないよう薄く削り

動画2　http://www.chugaiigaku.jp/images/movie/Cranio/5-2_Ikawa_2.mp4

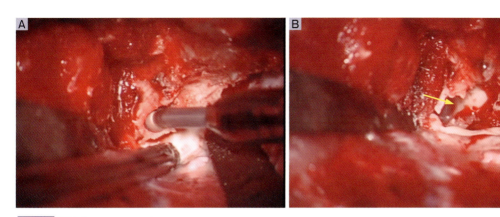

図5 左 Dolenc approach
A：前床突起基部の cancellous bone を削除している．
B：cancellous bone を削除していくとその内側に視神経管（矢印）の compact bone が認められる．

動画 3

（egg shell technique），骨鉗子で削除している．視神経を確実に確認する方法として，硬膜内から確認する方法もあり，硬膜外と硬膜内から視神経の位置を確認すれば確実である．我々は，visual evoked potential（VEP）でモニタリングしているが，これまでの経験では熱損傷を思わせる波形の変化は認められなかった．前床突起は周囲の硬膜と強く癒着しており，また海綿静脈洞に接しており，強い力で牽引削除すると海綿静脈洞が解放され，静脈性出血をきたす．我々は前床突起周囲に全周性にサージセルコットンを薄く挿入しながら，少しずつ前床突起を全体的に海綿静脈洞から剥離した後に摘出している．その後の操作で硬膜切開を前床突起近傍まで伸ばすため，先に硬膜を前床突起近傍まで切開しておくと前床突起の削除が容易になり，前床突起削除に難渋する場合は考慮すべきである．

硬膜切開はまず，前頭部から側頭部開頭縁に沿う弧状切開を行い，その後その切開に対し垂直に前床突起方向に切開を加えていく．その際，シルビウス静脈の基部を損傷しないように確認しながら，硬膜縫合できるように縫い代を残す．頭蓋底近傍の硬膜に静脈洞を形成していることがあるので注意が必要である．硬膜切開は視神経と内頚動脈の間に向けて行い，distal dural ring の切開を行う 図6 ．Distal dural ring の切開は症例によるが，外側を切開すると海綿静脈洞より出血するため処置が必要となることを念頭に置くが，内頚動脈の可動性が必要な場合は全周性の切開が必要となる．中頭蓋窩まで peel off を伸ばせば，海綿静脈洞の外側壁が露出され，海綿静脈洞へのアプローチが可能となる．

このアプローチでは硬膜は 6-0 プロリン糸を用い顕微鏡下に密に縫合するが，完全に water tight に縫合することは困難であり，フィブリン糊やゼルフォームを用いて髄液漏に対処する 図7 （動画 4）．

動画 4

動画 3　http://www.chugaiigaku.jp/images/movie/Cranio/5-2_Ikawa_3.mp4
動画 4　http://www.chugaiigaku.jp/images/movie/Cranio/5-2_Ikawa_4.mp4

2. Dolenc approach

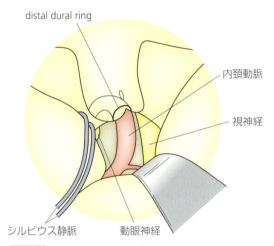

図6 左 Dolenc approach
distal dural ring の切開による内頚動脈の可動性を増すことと，視神経周囲の硬膜切開による視神経の圧排解除が目標となる．

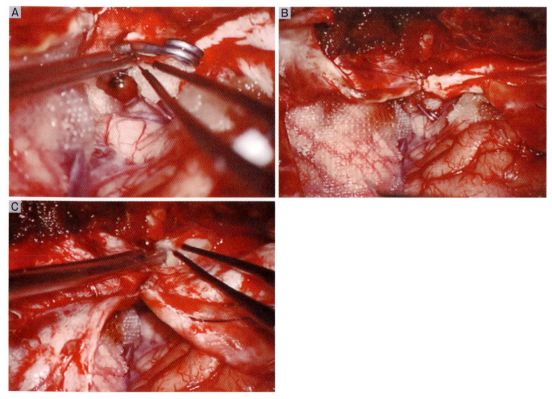

図7 右 Dolenc approach 硬膜縫合
A：distal dural ring 付近にフィブリン糊つきジェルフォームを置く．
B：6-0 プロリン糸で硬膜を縫合する．
C：頭蓋底部　前床突起があった部位にフィブリン糊つきジェルフォームを置く．

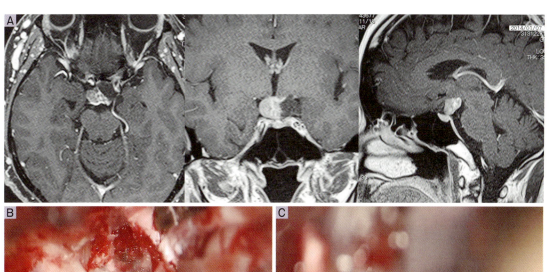
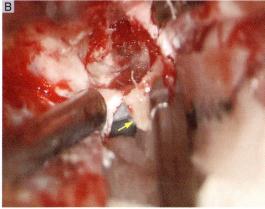
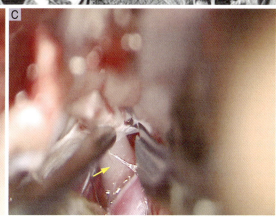

図8 症例1：53歳女性
A: トルコ鞍上部に造影される腫瘍が認められる．右は充実性，左は囊胞性と考えられる．
B: 硬膜外から前床突起（矢印）を削除している．
C: 右動眼神経（矢印）の外側のくも膜を切開している．

症例1動画

▶**症例1：53歳女性** 図8 （症例1動画）

　視力障害で発症した頭蓋咽頭腫，MRIで鞍上部に右は充実性，左は囊胞性と考えられる腫瘍が認められ，右Dolenc approachにて手術を行った．腫瘍は後交通動脈からの穿通枝（anterior thalamoperforating artery）や脳底動脈，P1からの穿通枝（posterior thalamoperforating artery）と癒着しており，剝離した．下垂体丙部や穿通枝と癒着している部位は残存させ，術後ガンマナイフを行った．

症例1動画　http://www.chugaiigaku.jp/images/movie/Cranio/5-2_Ikawa_5.mp4

2. Dolenc approach

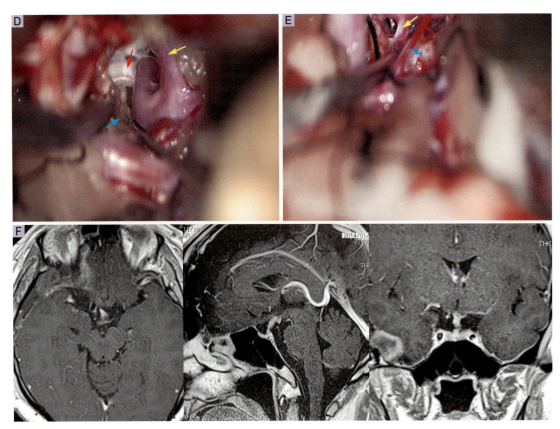

図8 症例1：53歳女性（つづき）
D：対側の腫瘍を摘出している．脳底動脈（黄色矢印），左動眼神経（赤矢印），腫瘍（青矢印）．
E：腫瘍を穿通枝から剥離している．右P1からの穿通枝 posterior thalamoperforating artery（黄色矢印），
　　右Pcom Aからの穿通枝 anterior thalamoperforating artery（青矢印）
F：術後のMRIで下垂体丙部に造影効果があるが，それ以外は摘出されている．

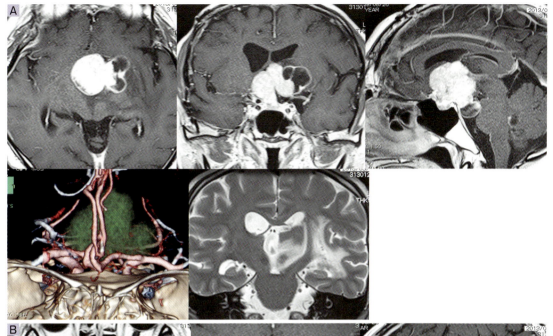

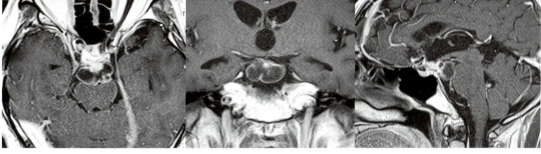

図9 症例 2：53 歳男性
A：鞍上部から左視床，脳幹前面へ伸展する再発腫瘍を認める．T2 強調画像で左視床は高信号になっている．
B：Interhemispheric approach で腫瘍を部分摘出し，脳幹前面の腫瘍のみ残存している．

症例 2 動画

▶ **症例 2：53 歳男性** 図9 （症例 2 動画）

　宗教的理由から手術を拒否していた再発頭蓋咽頭腫症例．意識障害や軽度の麻痺で救急搬送され，手術の方針となった．術前 MRI で鞍上部から左視床，脳幹前面へ伸展する再発腫瘍を認め 1 回目の手術では大脳縦列経由で腫瘍を摘出，脳幹部前面に残存した腫瘍に対し，左 Dolenc approach にて手術を行った．内頚動脈の外側から脳幹前面の腫瘍を摘出していったが，後床突起が邪魔となり削除した．再発例であり，癒着の強い部位を残しほぼ全摘出された．

症例 2 動画　http://www.chugaiigaku.jp/images/movie/Cranio/5-2_Ikawa_6.mp4

2. Dolenc approach

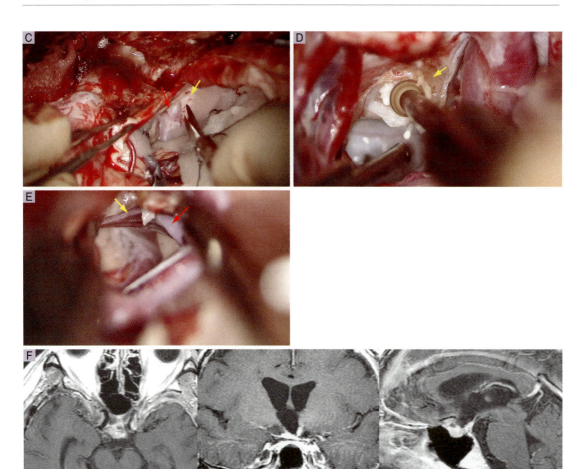

図9 症例2：53歳男性（つづき）
C：硬膜外から前床突起を削除後，視神経（黄色矢印）と内頚動脈（赤矢印）の間に向けて硬膜を切開している．
D：後床突起（黄色矢印）が視野の妨げとなるため，削除している．
E：腫瘍被膜（黄色矢印）を脳底動脈（赤矢印）から剥離している．
F：下垂体丙，右内頚動脈周囲に一部造影される部位を残し腫瘍は摘出された．

C 頭蓋咽頭腫に対するDolenc approachの利点

　通常のpterional approachでは，ワーキングスペースとして頚動脈と視神経の間のoptico-carotid spaceと視神経交叉槽しかないが，Dolenc approachにより前床突起を削除し，distal dural ringを削除すると，前床突起削除のスペースを利用できるだけでなく，内頚動脈の可動性が増す．本アプローチの良い点として，硬膜を視神経と内頚動脈の間の頭蓋底に向かってほぼ垂直に切開することにある．この操作により側頭葉が全体的に外側後方に圧排しやすくなり，特に内頚動脈外側に広いスペースが得られる．頭蓋咽頭腫の手術が困難な一つの理由として，穿通枝との癒着に対する剥離操作があげられる．したがって，穿通枝が確認できる広い術野の確保が必要である．本アプローチは比較的簡便に後交通動脈や後大脳動脈からの穿通枝を術野に確認できる点が利点と考えられる．ただし，

視神経の反対側など盲点もあり，術前シミュレーションによるアプローチの選択
が重要となる．

▪ 文献

1) 井川房夫. Basal Interhemispheric Approach による頭蓋咽頭腫の手術. 脳神経外科
速報. 2011; 21 (10): 1078-87.

2) 井川房夫. 上眼窩裂外側硬膜の切開剥離を利用した手術 -Sphenoparietal sinus 移動の
コツと注意点 -. 脳神経外科速報. 2010; 20 (8): 902-10.

3) Dolenc VV. A combined epi- and subdural direct approach co carotid-
ophthalmic artery aeurysms. J. Neurosurg. 1985; 62: 667-72.

4) Dolenc VV. Anatomy and surgery of the cavernous sinus. Wien, New York:
Springer-Verlag; 1989.

5) Dolenc VV. Transcranial epidural approach to pituitary tumors extending
beyond the sellae. Neurosurgery. 1997; 41: 542-50.

6) Dolenc VV. Microsurgical anatomy and surgery of the central skull base. Wien.
Springer-Verlag; 2003.

〈井川房夫〉

CHAPTER 5 ●外科治療

3 Interhemispheric (translamina) terminalis approach

　頭蓋咽頭腫の治療の第一選択は手術であることは言を待たないが，本腫瘍の発生部位，病理組織学的な特徴，周囲正常構造との関係が治療を困難にしている．すなわち，腫瘍周囲には視床下部，視神経・視交叉，下垂体茎・下垂体などの重要構造物が存在し，これらの機能を温存しつつ，癒着あるいは浸潤（interdigitation）し時には大きな石灰化を伴う腫瘍を完全摘出することは容易ではない[1]．全摘出を優先，奨励するという報告が見られる[2]一方で，積極的な摘出により機能予後が不良となることも報告されており，頭蓋咽頭腫の最適な治療法に関しては未だ議論のあるところである[3]．ある程度の摘出とその後の放射線治療を推奨する報告も多数見られるのが実情である[4,5]．

　このような状況下にいくつかの術式がとられる．近年では頭蓋咽頭腫の手術で拡大経蝶形骨洞手術が選択されることが増えているが，interhemispheric approachは一般的に選択されることが最も多い術式である[6]．本アプローチは，前頭洞粘膜の処置，嗅神経の対処，大脳半球間裂の剥離など，簡単ではない局面を多く含む[6]．本アプローチ法を行うにあたってのポイント，注意点，ピットフォールなどについて述べる．

A 術前の注意点・要点

1 適応・選択基準

　interhemispheric approach は，下垂体近傍の下垂体茎から腫瘍が発生し前交通動脈や視交叉を前方へ圧排している場合や第三脳室を主座とした場合に選択を考慮する．ただしある程度以上の側方進展が認められる場合には側方からのアプローチを追加する必要がある．また，本アプローチでは視交叉の ventral side（背側）はどうしても blind になるので，この部位を直視する必要があれば extended transsphenoidal approach あるいは orbitozygomatic approach などを考慮する．

　interhemispheric approach には前上方からアプローチする anterior interhemispheric approach と前頭蓋底からの視野を確保する basal interhemispheric approach とがある．操作途中で髄液が抜けて自重の関係で脳が沈むため，やや上方にアプローチサイドをとっても問題はないが，頭蓋咽頭腫に対しては腫瘍の位置関係からなるべく前下方からのアプローチが望ましい．

2 術前検討

　基本的には大脳鎌の右側からのアプローチをとるが，上矢状静脈洞への架橋静

脈の状態によっては左側からのアプローチも考慮する．また，下矢状静脈洞への架橋静脈も術前に検討すべきであるが，上矢状静脈洞よりも評価しにくい．脳血管撮影であればどちら側から下矢状静脈洞がより造影されやすいかなどの所見が参考になる．架橋静脈の位置によってはその前後からのアプローチを選択することも必要である．

また，視神経・視交叉の腫瘍との位置関係や prechiasm のスペースが広いかどうかといった情報（prefixed type of chiasm か postfixed であるのか）も術前に検討する 図1 図3 ．前方からのアプローチで術野が十分とれない場合や腫瘍の進展方向によっては translamina terminalis approach をとる．

B 手術手技（準備とアプローチ）

1 体位・皮切

手術体位は仰臥位で，頭部は正中位が基本でほぼ水平位で固定する．前頭蓋底から側脳室近傍まで観察することがあるので，腫瘍の位置・進展方向に応じた対応が必要であるし，一般的に観察範囲が広いため術中にはベッドをダイナミックに動かす必要がある．

皮切は，基本的に毛髪線内で両側冠状切開を置く．眉弓方向へは，そのまま下方へ伸ばすよりも nasion 方向へ少々向けたほうが皮弁を翻転しやすい．皮弁は

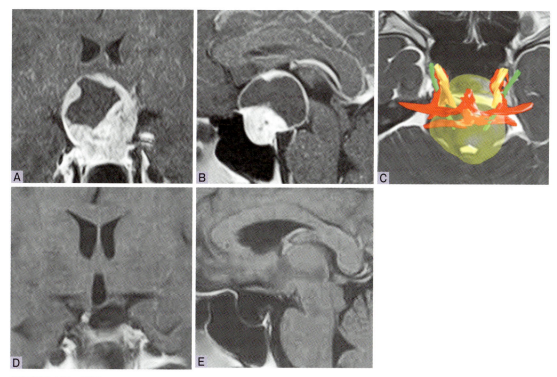

図1 症例 1 造影 MRI
術前（A: T1WI 冠状断，B: T1WI 矢状断，C: 造影 3D heavily T2WI と CT bone view の fusion image, 腫瘍と視神経ならびに動脈との位置関係を示す．黄緑は動眼神経），術後（D: T1WI 冠状断，E: T1WI 矢状断）．
術前画像にて視交叉は判別困難であった．

眼窩・眼球に力が加わらないように上方へ向けて翻転する．そのためにはオーバーテーブルあるいはL字バーを高めに設定する必要がある．

2 開頭・硬膜切開

正中をまたいだ両側前頭部の開頭を行うが，通常は右に大きい骨窓を設ける．開頭部位の決定には前述のように架橋静脈の位置を考慮する．しかし頭蓋咽頭腫のinterhemispheric approachの場合，前頭洞の処置が問題なく行えるのであれば基本的にはbase側からのアプローチが望ましい．

解放された前頭洞は，内板を可及的に除去することによりcranializationを行い，内腔を消失させdead spaceをなくす．前頭洞粘膜は可及的に剝離・摘出して鼻前頭管まで押し込むか，解放された粘膜を縫合して閉鎖する．最たる目的は感染予防であるが，長期経過でのmucocele発生を予防するという意味合いもある．術前に前頭洞が大きく開くことが予想される場合には，dead spaceを充填するため，腹部の脂肪や大腿筋膜弁を取れるように準備しておく．

硬膜切開は，上矢状静脈洞を基部とする半円状に行い，右側を基本とする．架橋静脈が上矢状静脈洞よりも側方で硬膜にブリッジしていることも稀ならず見られるので注意し，必要であれば静脈に沿って硬膜を正中まで短冊状に切開する．状況に応じて架橋静脈は周囲脳や上矢状静脈洞近傍から十分剝離し牽引による損傷を防ぐ．大脳鎌の片側アプローチで完遂するのであれば片側のみの硬膜切開で十分である．下記のように大脳鎌を切離する場合でも，対側は直線状の小切開で十分である．

3 アプローチ

大脳鎌を切離するかどうかという点に関しては議論があるところである．切離したほうが側方ならびに，前方の架橋静脈が後方へ移動することにより前後方向にも広いスペースが確保しやすく有利であるが，切離しない場合よりも嗅覚障害の可能性が高まる．特に高齢者あるいは脳萎縮がある程度みられれば，前頭葉から十分に嗅神経を剝離し嗅窩でフィブリン糊で固定しても，両側嗅覚障害の可能性がある．

大脳鎌を切開するのであれば，なるべく低位で行うことが理想である．術野の展開と上矢状静脈洞が一般的には前方・低位のほうが発達していないという2つの理由による．上矢状静脈洞を2重結紮したのちにその間で切断・切離する．結紮するために使用した糸は温存し，硬膜の牽引や閉創時に用いる．また，crista galliは削除する．

嗅神経の剝離：嗅神経はくも膜で被われているため，両脇にて前頭葉との間でそれを切開することで剝離でき嗅神経に対する減張が可能となる．剝離を行った後に嗅球はサージセルなどとフィブリン接着剤で固定する．

脳へらの位置は適宜変更するが，嗅神経へのtensionを考慮して原則として前側方に脳へらを引くよう考慮する．

経験が少ない術者は，アプローチ方向を誤る可能性がある．頭蓋咽頭腫に対するinterhemispheric approachであれば，たとえtranscallosal approachをとる（併用する）場合でも，脳梁膝部よりも後方を大きく剝離する必要はない．まず，脳梁膝部を確認して前大脳動脈周囲を剝離する．basal approachをとる場合にはその後直回と帯状回の一部を剝離することになるが，動脈周囲以外は大きくも膜下腔がないため基本的にtightで左右に入り込む形になっている脳回を鋭的に剝離する操作が必要となる 図2A ．脳神経外科手術で剝離するfissureの中では最も剝離しにくいものの一つである．

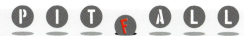

両半球内側にかかる力を工夫しつつ剝離面を見極めながら進める．静脈を含めた血管がどちら側の脳に帰属するのかを判断しながら，また，軟膜下に入ってしまったら直ちに反対側半球内側に軟膜ごと付着した組織を戻しつつ正しい剝離面へとリカバーすることがコツである．

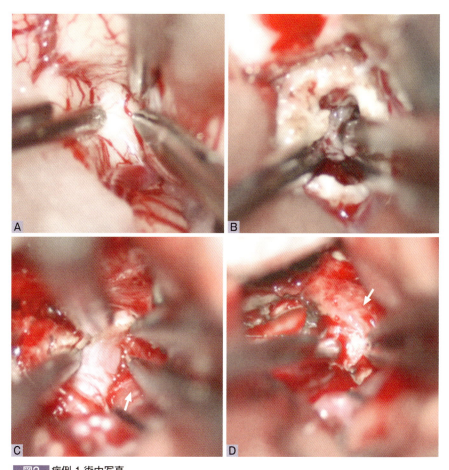

図2　症例1術中写真
A: 大脳半球間裂の剝離，B: 腫瘍内減圧，C: 腫瘍と下垂体茎（矢印）の剝離，
D: 腫瘍と下垂体茎（矢印）の剝離（腫瘍発生部位）

3. Interhemispheric (translamina) terminalis approach

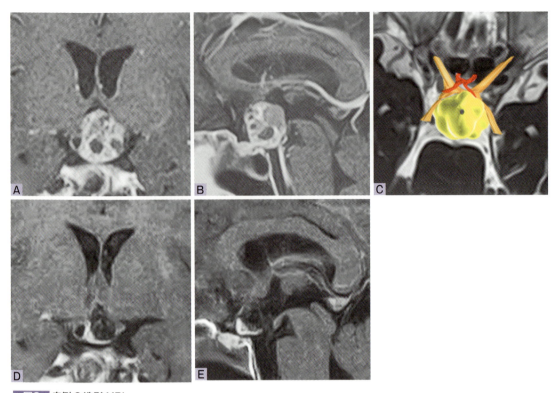

図3 症例2 造影MRI
術前（A: T1WI 冠状断，B: T1WI 矢状断，C: 造影 3D heavily T2WI と CT bone view の fusion image，腫瘍と視神経ならびに動脈との位置関係を示す），術後（D: T1WI 冠状断，E: T1WI 矢状断）．

モンロー孔を越えて上方進展しているような症例では transcallosal approach をとることがある．また，通常の interhemispheric approach に本法が追加されることもある．脳梁切開に伴う disconnection が懸念されることがあるが，2 cm 程度の脳梁前半部の切開では通常問題とはならない．

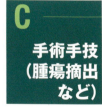

C 手術手技（腫瘍摘出など）

1 腫瘍近傍の剥離操作

前述の大脳半球間裂の剥離がある程度進んだら，前頭蓋底から鞍結節部，さらに prechiasmatic space を剥離して，前交通動脈 complex，両側 A1，A2，両側の視神経，視交叉を確認する．この間，先に剥離した大脳半球間裂とつなぐように広く間裂を開ける．さらに lamina terminalis を確認する．hypothalamic arteries（通常複数本ある）を確認しつつ，translamina terminalis approach をとる際にはどのスペースから入るのが良いか判断しこれら穿通枝をそれぞれ左右どちらかに寄せてアプローチスペースを確保する．我々はほぼ施行したことはないが，これら一連の操作で前交通動脈にかなり tension がかかる場合やさらなる側方のスペースを確保する必要がある場合には，前交通動脈を切断する．もちろん術前検査で前大脳動脈の状態を確認しておく必要があり，また hypothalamic arteries などの穿通枝の位置を十分配慮して行う．

2 腫瘍摘出

症例によってprechiasmからの摘出が中心となる症例（症例1 図1 図2 ）とlamina terminalisからの摘出が中心となる症例がある（症例2 図3 図4 ）．まず，prechiasmから腫瘍を確認し，このスペースから侵入できるようであれば腫瘍を摘出しながら下垂体茎を確認し温存する．徐々に視神経視交叉から腫瘍を剝離しつつ，多くは腫瘍が後方に伸びているのでlamina terminalisを開放して第三脳室内の腫瘍摘出を進める．

まず腫瘍被膜を切開し腫瘍内に入り嚢胞成分を含めて十分に内減圧を行う．薄い嚢胞壁が腫瘍辺縁を形成している場合には境界部分を見失わないよう注意する．腫瘍の上方や後方（脳底動脈側）では通常癒着はあまりないが，側方の視床下部（第三脳室壁）とは境界が不鮮明であったり癒着していることが多い．

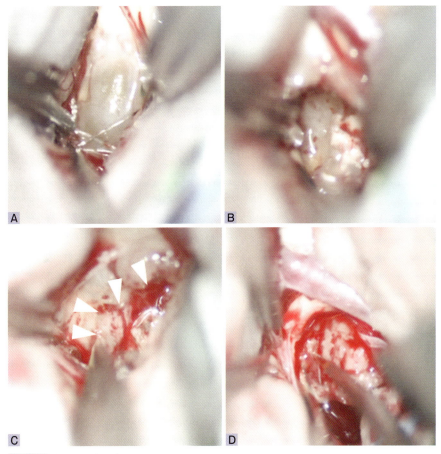

図4　症例2術中写真
A: hypothalamic arteriesを左右に剝離しlamina terminalisを露出，B: 腫瘍内減圧，C: 腫瘍と右視床下部の境界面（矢頭）．癒着していた．D: 腫瘍と視交叉の境界面．ここも通常よりも癒着していた．

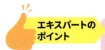

> **エキスパートのポイント**
> 吸引で適切な tension を加えつつ，腫瘍鉗子，剥離子，バイポーラー鑷子，マイクロ鑷子などを用いて丁寧に剥離していく 図4C．決して視床下部側へ入らないよう注意する．tension をかけていくと腫瘍境界部分に付着して突出してくる視床下部が認められることもあるが，丁寧に剥離して腫瘍から残していく．

　この間の操作では適宜内減圧あるいは piecemeal の摘除を加えて全体の volume を減らしながら行うことが重要である．側方後方からの剥離が進んだらそのまま前方に進み，視交叉近傍の腫瘍剥離に移行する．本アプローチではこの視交叉下面が最も直視しにくい部分であり，摘出が容易ではない．視界を補う意味では神経内視鏡や mirror が役に立つが，観察できることと実際に剥離・摘出できることは必ずしも一致しない．視交叉との剥離面を見つけられ比較的容易に摘出できる症例も少なからずあるが，一般的にはここで腫瘍が癒着していることが多く，また，血管損傷のリスクもある．本アプローチではこの部位の摘出が最も難しいことが多い．剥離面が確認できても癒着が強く残存させざるを得ないこともある．過度な操作は術後の視機能障害をきたすので注意が必要である．

　また，この部位で最終的な下垂体茎との剥離，腫瘍発生部位近傍の摘出の判断をしなければならない．

3 閉頭

　前頭洞の処置は上記以外に，基本的には開頭時に残しておいた有茎の骨膜弁あるいは帽状腱膜弁を前頭洞部に充填あるいは前頭洞であった部分および硬膜欠損部に縫合する．骨弁を戻す際には美容的観点にも留意する．

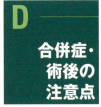

D 合併症・術後の注意点

1 腫瘍をどこまで摘出するのか：合併症との兼ね合い

　本アプローチに限ったことではないが，頭蓋咽頭腫の摘出については一致した見解が得られていない．もちろん理想的な摘出目標は，合併症なく全摘出を遂行することであるが，周囲の正常構造物からは困難であることも多い．下垂体茎，視路，視床下部に癒着したり，境界が明瞭でない場合に，真の意味での完全摘出は困難である．特に再発例，再手術例では難易度は上がる．

　どこまで摘出するのかという点に関しては術前の症状，年齢なども考慮しなければならない．下垂体茎に関しては，切離して全摘出を優先するのか，一方で機能を優先するのか，ということが常に問題となる．近年ではほぼすべてのホルモンは補充できるが，性腺機能低下の問題をはじめとしてホルモン補充なしに機能維持ができるにこしたことはない．部分的な下垂体機能不全のほうが汎下垂体機能低下よりも QOL が良かったという報告もある[7]．一方で機能温存を企図して下垂体茎を残しても，術後に下垂体機能温存に至らない症例も少なからず経験する．最も避けるべきは，視機能の悪化と視床下部障害であり，これらは明らかに術後の QOL に影響する[3]．後者は高次脳機能障害，意識障害，ホルモン異常，肥

満などに至る可能性がある.

　本邦では議論になることが比較的少ないが，過食，体重過多は視床下部障害が原因であり問題となる手術合併症の1つとしてよく知られている[4,8]．40%以上の症例でみられるという報告もある[4,8,9]．確立された治療法がないため本合併症は管理に難渋する．視床下部の腹内側核部の満腹中枢の障害とされるが[4]，具体的に術中のどの部分のどのような操作が本合併症に結びつくのかなどは詳細な検討がなされていないのが現状である.

E 症例提示

　最近の2症例を提示する．術後MRIは直後のものであり長期follow-upはなされていない.

1 症例1　図1　図2

　29歳女性．視力視野障害（両耳側半盲）にて発症．術前内分泌学的精査では正常範囲であった．Basal interhemispheric approachにて腫瘍摘出術を施行した.

　Postfixed chiasmであり，また，chiasmが菲薄化しておりlamina terminalisが明確に区別できなかったためまず前方からの摘出とした 図2 ．術前の内分泌学的状況，年齢から性腺系を含めた下垂体機能温存も企図した手術を行った．下垂体茎は右側に偏位しており 図2C ，腫瘍のoriginは視床下部と下垂体の中間部分からやや視床下部側と考えられた 図2D ．この部分にわずかに腫瘍が残存した可能性があるがそれ以外を肉眼的に全摘出した 図1DE .

　術後に性腺系も含めて下垂体前葉機能の低下は認められなかったが尿崩症を認め，術後2か月の時点でDDAVPを使用している．視力視野障害は，術後に左眼は上外側1/4盲まで回復したが（視力も術前0.6→術後1.2と回復），右眼は不変であった．病理は，craniopharyngioma, adamantinomatous, MIB-1＝0.4％であった.

2 症例2　図3　図4

　76歳女性．頭痛精査にて診断された．術前検査にて軽度の両側下方視野欠損を認めた．術前内分泌学的精査ではプロラクチンの上昇と性腺機能低下を認めた．術前MRIにて視神経視交叉と下垂体との間のスペースが狭いため拡大経蝶形骨洞手術ではなくBasal interhemispheric approachにて腫瘍摘出術を施行した 図3 .

　視交叉前方はスペースがなくまた腫瘍は後方へ伸びていたためtranslamina terminalis approchにて摘出した 図4AB ．内減圧を十分行いながら進めたが，左右の視床下部との間は癒着が強く，境界もやや不鮮明であった 図4C ．視交叉の裏側は剥離面はわかるもののこの部位も非常に癒着が強く 図4D ，piecemealな摘出にせざるを得なかった．下垂体茎を温存してほぼ全摘出した 図3DE .

　術後に尿崩症は認められず，前葉系もホルモン補充は不要であった．視野欠損

は消失した．病理は，craniopharyngioma, adamantinomatous, MIB-1 = 0.9％であった．

▪ 文献

1) Kawamata T, Kubo O, Hori T. Histological findings at the boundary of craniopharyngiomas. Brain Tumor Pathol. 2005; 22: 75-8.

2) Yaşargil MG, Curcic M, Kis M,et al. Total removal of craniopharyngiomas. Approaches and longterm results in 144 patients. J Neurosurg. 1990; 73: 3-11.

3) Kawamata T, Amano K, Aihara Y, et al. Optimal treatment strategy for craniopharyngiomas based on long-term functional outcomes of recent and past treatment modalities. Neurosurg Rev. 2010; 33: 71-81.

4) Duff JM, Meyer FB, Ilstrup DM, et al. Long-term outcomes for surgically resected craniopharyngiomas. Neurosurgery. 2000; 46: 291-305.

5) Fisher PG, Jenab J, Gopldthwaite PT, et al. Outcomes and failure patterns in childhood craniopharyngiomas. Childs Nerv Syst. 1998; 14: 558-63.

6) Hori T, Kawamata T, Amano K, et al. Anterior interhemispheric approach for 100 tumors in and around the anterior third ventricle. Neurosurgery. 2010; 66(3 Suppl Operative) : 65-74.

7) Van Effenterre R, Boch AL. Craniopharyngioma in adults and children: a study of 122 surgical cases. J Neurosurg. 2002; 97: 3-11.

8) Srinivasan S, Ogle GD, Garnett SP, et al. Features of the metabolic syndrome after childhood craniopharyngioma. J Clin Endocrinol Metab. 2004; 89: 81-6.

9) Chakrabarti I, Amar AP, Couldwell W, et al. Long-term neurological, visual, and endocrine outcomes following transnasal resection of craniopharyngioma. J Neurosurg. 2005; 102: 650-7.

〈川俣貴一　天野耕作　藍原康雄〉

CHAPTER 5 ●外科治療

4 Transventricular approach

　頭蓋咽頭腫はトルコ鞍上部〜第三脳室正中部にかけて視交叉を挙上しながら発育することが一般的であるが，トルコ鞍内で発生しトルコ鞍を拡大しながら鞍上部に進展する場合や，第三脳室内に発生する場合，鞍上部から前方・側方・後方，あるいはそれらの混在型で発見される場合があり，腫瘍伸展様式は様々であるため，他の腫瘍手術に比べ，多くの手術アプローチから患者に最適な方法を選択する必要がある．

A 手術アプローチの選択

　頭蓋咽頭腫は進歩した脳神経外科領域においても，いまだ困難な手術と言わざるを得ない．そのため，手術適応，様々な手術アプローチの選択，さらには手術を継続すべきか撤退すべきかの判断のできる手術経験，放射線治療への精通が必要となる．

　手術アプローチは頭蓋咽頭腫の大きさ，伸展方向等により臨機応変に選択し，それらのアプローチに精通していることが重要である[1-11]．本稿では，開頭による経脳室法を中心に解説する．この経脳室法のうち最も一般的なアプローチは，両側前頭開頭後，左右の大脳半球間裂を分け第三脳室前下壁を形成している終板から第三脳室内に入り腫瘍を摘出するInterhemispheric translamina terminalis approachである（動画 1）．この経由法については前稿を参考にして頂きたい．

　開頭でさらに高難度となる手術が巨大かつ上方進展の強い頭蓋咽頭腫の手術である．そのために用いられる方法として経前頭皮質到達法（Frontal transcortical approach），前方経脳梁到達法（Anterior transcallosal approach）が一般的で 図1A ，時に Interhemispheric transcallosal transchoroidal approach を使用する場合があるのでこれらについても解説する．

動画 1

B 術前術後の注意点

　側脳室前角経由での腫瘍摘出は，頭蓋咽頭腫が上方に伸展し第三脳室上部から側脳室に達する巨大腫瘍に用いられる．腫瘍がモンロー孔を拡大しながら成長している場合にはこのアプローチからモンロー孔経由で第三脳室内腫瘍を摘出することも可能である．ただし，頭蓋咽頭腫の発生母地が視交叉底面であることを考慮すると，全摘出には不向きなアプローチであり，あくまでも他のアプローチとの併用や，腫瘍減圧が主な目的となるアプローチであることを念頭に置かなけれ

動画 1　http://www.chugaiigaku.jp/images/movie/Cranio/5-4_Oka_1.mp4

4. Transventricular approach

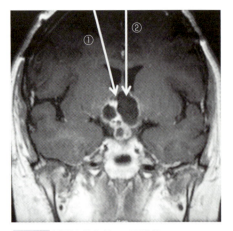

図1A 側脳室前角部への到達法
① transcortical approach
② transcallosal approach

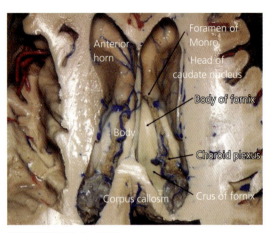

図1B 側脳室内の解剖

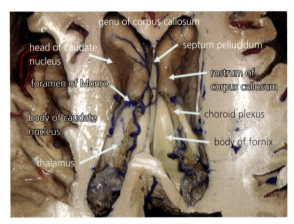

図1C 側脳室解剖と構造

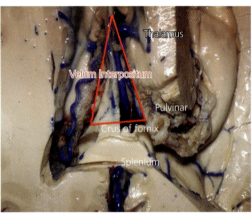

図1D Velum interpositum 周囲の微小解剖

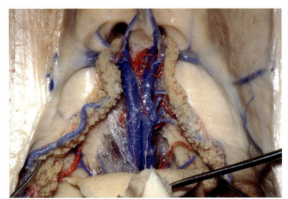

図1E Velum interpositum と脈絡叢の関係

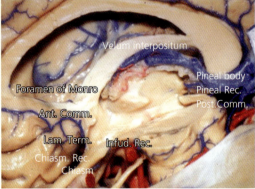

図1F Velum interpositum（矢状断）

ばならなかった．しかし，最新手術では顕微鏡で到達不可能な深部腫瘍を内視鏡下手術で腫瘍を全摘出することも可能になっているので，症例を後述する．

側脳室は左右の大脳半球内にあるC字状の上衣組織に覆われ，髄液を満たした空間で，前角部（anterior horn）・体部（body）・後角（posterior horn）・下角（inferior horn）に大別される[9-11] 図1BC．

側脳室前角部，モンロー孔を経由し頭蓋咽頭腫にアプローチする方法としては，前頭葉の皮質切開部を介する経前頭皮質到達法と，大脳半球間裂前半部から脳梁前部を切開して側脳室に到達する前方経脳梁到達法がある 図1A．

術前の注意点として，患者の神経所見（特に視機能），内分泌機能を知っておくことは当然として，手術のために①患者の優位半球側，②上矢状静脈洞への架橋静脈の流入，③水頭症の有無および程度とモンロー孔の拡大の程度，④腫瘍最下部までの距離，⑤視交叉と腫瘍の位置関係，⑥内頚動脈，脳底動脈系と腫瘍の位置関係は術前に詳細に検討する必要がある．

術後の注意点は，視床下部から腫瘍を剥離することによる意識障害，発熱があり，尿崩症，視床下部内分泌機能障害に応じた補充が重要となる．

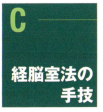

C 経脳室法の手技

1 経前頭皮質到達法（Frontal transcortical approach）

本アプローチは仰臥位で頭部はややchin-downで固定する．冠状皮膚切開あるいはU字状切開でアプローチ側の前頭葉の正中から2〜3cm外側，ブレグマから2〜3cm前方部に皮質切開が行えるよう開頭を施す．この際，通常開頭は正中を越える必要はないが，開頭時に橋静脈の損傷に注意を払う必要がある．皮質切開は先に述べた位置を中心におき，中前頭回を切開すると，Paramedian precoronal burr holeでの前角穿刺と同方向のアプローチとなる．この到達法の利点は，①前角部から体部の前半部を広く確保できる，②水頭症合併例では広い術野が確保可能，③正常脳室サイズでもアプローチ可能，があげられる．しかし，欠点として優位半球側では，術後前頭葉症状を発生する可能性があるので注意を要する．

2 前方経脳梁到達法（Anterior transcallosal approach）

手術体位は仰臥位とし，頭部をややchin-downから床に平行に固定する．両側冠状皮膚切開後，アプローチ側に大きい両側前頭開頭を行う．硬膜切開はアプローチしようとする側で上矢状静脈洞を基部とするコ状あるいは，弧状で切開する．アプローチ側の決定は，単純に腫瘍進展側と決めつけない[12]．病変存在部位によっては非病変側の方が脳圧排が軽度の場合や，病変側の橋静脈が発達している場合は，非病変側からのアプローチも考慮する必要があるからである．特に，矢状静脈洞に流入する太い橋静脈（冠状縫合の後方2cm以内に存在することが多い）は確実に温存する．顕微鏡下で大脳鎌と前頭葉内側面を脳ベラでretractし，大脳半球間裂間に侵入する．両側の脳梁動脈を確認し，その間から脳梁を切開し，脳梁膝部後方に2.5cm以内の縦切開を行うと側脳室に到達できる．この

動画2

際，わずかな角度の違いで反対側の脳室に侵入してしまうので注意を要する．ブレグマと外耳孔を結ぶ仮想線がモンロー孔を通過することを認識しておくと良い．左右の帯状回が密に癒着していると，脳梁と間違いやすいことがある．脳梁は前頭葉内側面と容易に判断できるほど白色調で，左右の脳梁動脈の下に存在する．アプローチ側の脳梁動脈と帯状回を外側に圧排し，侵入する．側脳室内に到達後に正常構造の確認を行う 図1C ．まず，確認しやすいのはモンロー孔と側脳室脈絡叢である．脈絡叢は前端でモンロー孔から第三脳室脈絡叢に連続し，脳弓の外側縁と視床の背側面の間にあり，それぞれ脳弓ヒモ tenia fornicis, tenia choroidea で付着している．この付着部が choroidal fissure である．脈絡叢の中を上脈絡叢静脈が走行する．この脈絡叢とモンロー孔が確認できると，視床線条体静脈等の静脈構造，脳弓，透明中隔，視床（モンロー孔の外後方），尾状核（モンロー孔の前外側）が確認できる．透明中隔を切開すれば，対側の前角に到達可能である．手術の際は記銘力障害を生じないように脳弓障害には十分注意をする必要がある（動画2）．

3 Interhemispheric transcallosal transchoroidal approach 図1DEF

体位，皮膚切開，開頭は先に述べた側脳室前角部へのアプローチである transcallosal approach に準ずる．Anterior transcallosal approach で体部前方に到達し，モンロー孔が拡大していればここから第三脳室に到達可能である．Transchoroidal approach は，モンロー孔のレベルで，脈絡叢を外側に展開し，これが付着する脳弓ヒモと脳弓の間を切離する．侵入路の外側下方には視床が，正中側には脳弓が位置することとなる．深部に脈絡組織（Tela choroidea）に覆われた内大脳静脈を確認する[10,11]．側脳室外側壁からモンロー孔に至る視床線条体静脈が，透明中隔静脈と合流し，内大脳静脈に連続する部分を確実に把握する．時に透明中隔静脈を切断する場合もある．内大脳静脈を正中の指標とし，内大脳静脈を圧排しながら choroidal fissure を後方に向かって開放し，velum interpositum を内大脳静脈に沿い切離し，第三脳室へ至る広い術野を確保する 図1DEF．

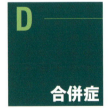

合併症は，①静脈系損傷による脳挫傷，②脳弓障害による記銘力障害，③視床下部障害による遷延性意識障害・発熱・尿崩症などの内分泌機能低下，④視力低下，⑤動脈損傷による術中・術後出血などがあげられる．

PITFALL

側脳室前角，モンロー孔を経由し第三脳室内の腫瘍を摘出する本アプローチは，モンロー孔の拡大の程度で腫瘍摘出範囲が決まってしまうことが多く，Velum interpositum の底部が死角に落ちいりやすい．その際，Transchoroidal approach を併用し，第三脳室天井部の腫瘍を摘出することができる．Velum interpositum 内の内大脳静脈の損傷に細心の注意を払うようにすることは言うまでもない．

動画2　http://www.chugaiigaku.jp/images/movie/Cranio/5-4_Oka_2.mp4

E 症例

▶ 22歳女性

視機能障害と尿崩症を主訴に受診．MRIでは第三脳室内に巨大な充実性頭蓋咽頭腫あり 図2A ，初回手術では Interhemispheric translamina terminalis approach で視交叉右側の腫瘍発生部をごく一部残し，亜全摘出した 図2B ．約1年半後腫瘍再発し，当科紹介となる．MRIでは多房性頭蓋咽頭腫が前方，上方，後方に進展しており 図2C ，前方経脳梁到達法でモンロー孔経由で神経内視鏡下で腫瘍摘出した 図2D （動画2）．

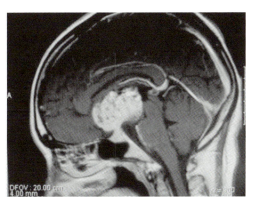

図2A 第三脳室内巨大頭蓋咽頭腫

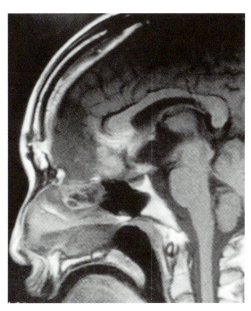

図2B 初回腫瘍摘出後
視交叉腫瘍発生部をごく一部残し亜全摘出

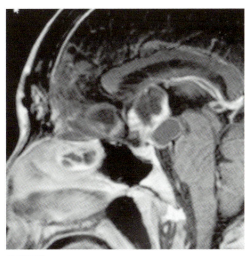

図2C 頭蓋咽頭腫再発時のMRI

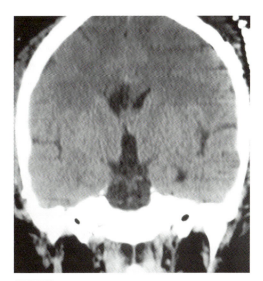

図2D 前方経脳梁到達法で神経内視鏡下で腫瘍全摘出（術直後CT）

結語

経脳室経由の頭蓋咽頭腫摘出術について解説した.

▪ 文献

1) Fahlbusch R, Honegger J, Paulus W, et al. Surgical treatment of craniopharyngiomas: Experience with 198 patients. J Neurosurg. 1999; 90: 251-7.

2) van Effenterre R, Boch AL. Craniopharyngioma in adults and children: A study of 122 surgical cases. J Neurosurg. 2002; 97: 3-11.

3) Kouri JG, Chen MY, Watson JC, et al. Resection of suprasellar tumors by using a modified transshenoidal approach: report of four cases. J Neurosurg. 2000; 92: 1028-35.

4) Norris JS, Pavaresh M, Afshar F. Primary transsphenoidal microsurgery in the treatment of craniopharyngiomas. Br J Neurosurg. 1998; 12: 305-12.

5) Kato T, Sawamura Y, Abe H, et al. Transsphenoidal-transstuberculum sellae approach for supradiaphragmatic tumors: technical note. Acta Neurochir. 1998; 140: 715-9.

6) Cavello LM, Prevedello DM, Solari D, et al. Extended endoscopic endonasal transsphenoidal approach for residual or recurrent craniopharyngiomas. J Neurosurg. 2009; 111: 578-89.

7) Gardner PA, Kassam AB, Snyderman CH, et al. Outcome following endoscopic, expanded endonasal resection of suprasellar craniopharyngiomas: a case series. J Neurosurg. 2008; 109: 6-16.

8) Elliott RE, Wisoff JH. Successful surgical treatment of craniopharyngioma in very young children. J Neuroaurg Pediatr. 2009; 3: 397-406.

9) 岡 秀宏, 河島雅到, 清水 曉, 他. 側脳室三角部病変の手術に必要な微小解剖と手術アプローチ, 顕微鏡下手術のための脳神経外科解剖XVIII. サイメッド・パブリケーション; 2006. p.52-7.

10) 岡 秀宏, 藤井清孝. 脳室への到達法. シュプリンガー・ジャパン; 2010. p.1689-99.

11) 岡 秀宏, 河島雅到, 清水 曉, 他. 側脳室病変に必要な微小解剖と手術アプローチ. 脳外誌. 2011; 20: 418-23.

12) Nehls DG, Marano SR, Spetzler RF. Transcallosal approach to the contralateral ventricle. Technical note. J Neurosurg. 1985; 62: 304-6.

〈岡 秀宏〉

CHAPTER 5 ●外科治療

5 Transpetrosal approach

　術前画像診断や，手術手技，手術機器が進歩した現在も頭蓋咽頭腫に対する治療は非常に難しく，議論が分かれるところである．良性髄外腫瘍である病理の特徴を考えると手術的に全摘出することが理想である．しかし頭蓋内重要血管の穿通枝と複雑に癒着し，視神経視交叉，視床下部と近接している腫瘍を安全に摘出することは容易ではない．またどのような手術法を選択すべきかについても，経鼻内視鏡下経蝶形骨洞到達法，経眼窩頬骨弓到達法，経大脳間裂経終板到達法，経側脳室到達法，さらに経錐体到達法など様々な報告がなされている[1,2,4,6,7,9,10,12]．一方で手術合併症を軽減するため部分摘出と分割放射線照射あるいは定位放射線照射を組み合わせる報告もあるが[8,11]，こうした症例の中には照射後の増大や，放射線障害による視力視野障害の悪化といった問題も含まれている．我々は術前画像を元に到達法を様々に組み合わせ，また時に多段階に手術を行うことで，患者の機能予後を保ちつつ，できるだけ腫瘍を切除するよう努力している．今回はその中で経錐体到達法による頭蓋咽頭腫切除術の適応，手技の詳細について説明する．

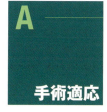

A 手術適応

　経錐体到達法が適応となるのは腫瘍が視床下部よりの下垂体茎から発生し，視交叉を全く挙上することなく前方に圧迫するように成長した視交叉後方型腫瘍である 図1 ．

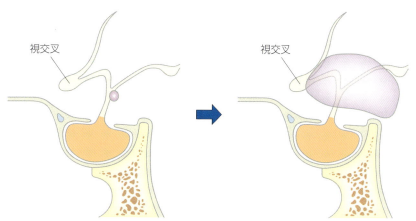

図1　視交叉後方型頭蓋咽頭腫の発生と発育様式
下垂体茎の視床下部側に発生した腫瘍は視交叉を挙上することなく視交叉後方に回り込み増大する．

5. Transpetrosal approach

　視交叉後方型頭蓋咽頭腫は頭蓋咽頭腫の中でも手術切除が困難であり，さらに(1) 以前の手術歴，(2) 放射線治療歴，(3) 大型石灰化の存在，(4) 最大径 30 mm 以上，(5) 第三脳室進展，(6) 後頭蓋窩進展などの条件が加わるとさらに手術切除が困難になる．我々は視交叉後方型頭蓋咽頭腫でかつ上記の (1) ～ (6) の項目中 2 項目以上を満たすものを経錐体到達法の適応としている[7]．

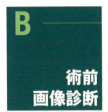
B 術前画像診断

　頭蓋咽頭腫に対して開頭手術を選択する場合，基本的には全例に脳血管撮影を行い後交通動脈の発達の程度を評価している．経錐体到達法は後交通動脈未発達側から行うことを原則としている．最近の症例では術前画像を統合して 3D シミュレーション画像を作成することで容易に実際の術野を術前に予測できるようになっている．は非常に大きな石灰化を伴った再発頭蓋咽頭腫の患者である．視交叉挙上がなく，大きな石灰化と以前の手術歴があるため，経錐体到達法の適応とした．こうした症例に経鼻内視鏡手術を選択するとたとえ鞍背削除を併用し術野を拡大しても，石灰化腫瘍を破砕しながら視交叉後面から腫瘍を剝離することは不可能と思われる．しかし術前シミュレーション画像をみると右経錐体到達法を選択した場合，石灰化部分を広く後外側から観察できることが理解できる　図3　．

> **エキスパートのポイント**
> 頭蓋咽頭腫に対する経錐体到達法をうまく行うためには術前画像検査により適応となる症例を適切に選択することが最大のポイントである．例えばこの到達法ではトルコ鞍内腫瘍を観察することは不可能である．したがってトルコ鞍内に発生あるいは視交叉を挙上する視交叉前方型腫瘍には経鼻内視鏡手術のほうが有利である．また第三脳室発生型頭蓋咽頭腫では大脳間裂経終板到達法が有利と思われる．

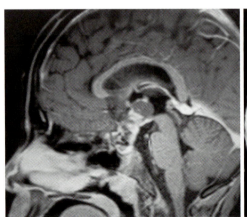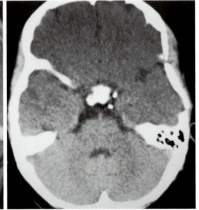

図2　視交叉後方型頭蓋咽頭腫
大きな石灰化を有する再発視交叉後方型頭蓋咽頭腫であるため経錐体到達法を選択した．

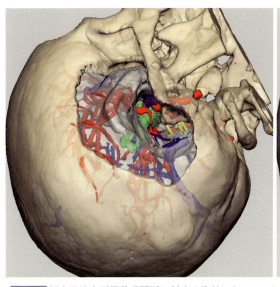
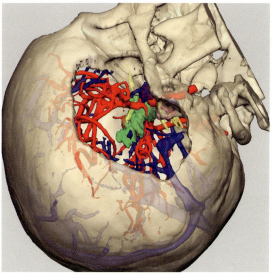

図3 視交叉後方型頭蓋咽頭腫に対する術前シミュレーション画像

C 手術法

1 体位

全身麻酔後全例でスパイナルドレナージを留置する．次に体位は park-bench position として側頭部が床と並行となる位置で固定している．

2 皮膚切開と骨膜筋膜弁作成

皮膚切開は耳介を囲む切開として皮膚の層で剝離，続いて側頭筋後方の筋膜とその後方の骨膜を胸鎖乳突筋に連続させるように有茎で採取しておく **図4**．

3 開頭と錐体骨削除

頭蓋咽頭腫に対する経錐体到達法は錐体斜台部病変に対する同到達法と異なり骨切除範囲が少なく開頭に要する時間は少ない．

まず側頭後頭下開頭を行ったのちに，横静脈洞側から順次Ｓ状静脈洞を丁寧に露出する．Ｓ状静脈洞は乳様導出静脈周囲で乳様骨と強く癒着しているが，その他の部位での癒着はほとんどない．乳様静脈周囲のみダイヤモンドドリルで丁寧に骨を削除するとその他の部位は乳様骨から丁寧に剝離することが可能である[3]．

ここまでの操作はマクロ操作で行うことが可能である．次に顕微鏡操作に移る．この到達法は基本的に epidural subtemporal approach と考えると理解しやすい．まず棘孔で中硬膜動脈切断を行った後，固有硬膜のみを剝離して大浅錐体動脈を露出した後，三叉神経圧痕，錐体骨縁が十分露出できるまで中頭蓋底固有硬膜を剝離する．続いてＳ状静脈洞前方の硬膜を錐体骨後面から十分に剝離する．こうして広く錐体骨を露出した後，骨削除に移る．

骨削除は外耳道直上の骨を削除すると mastoid antrum が容易に開放される．術野で antrum の底に見える皮質骨の隆起が外側半規管の骨皮質である．この部

5. Transpetrosal approach

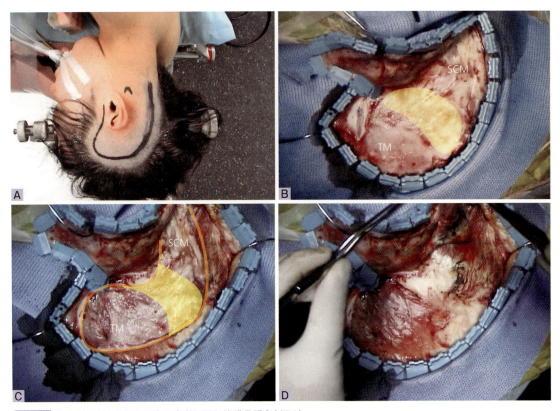

図4 経錐体到達法を行う場合の皮膚切開と筋膜骨膜弁採取法
TM：側頭筋　　SCM：胸鎖乳突筋

手術動画

位を同定すると半規管の位置と顔面神経の位置が推定できたことになる．次に後半規管，前半規管の皮質骨を露出し位置を確認した後，上錐体静脈洞に沿って，上錐体静脈をはさんで尾側の後頭蓋窩の硬膜が露出できるまで，錐体骨縁のみを骨削除する．内耳道を開放する必要はなくまた錐体骨前方を深く削除する必要もないため，骨削除に要する時間はわずかである　図5 ．

4 硬膜切開

　側頭葉硬膜を三叉神経外側に向かって切開する．切開線はいったん上錐体静脈洞の手前で止める．続いて，S状静脈洞前方の硬膜を切開し後頭蓋窩内を観察，錐体静脈を確認する．続いて硬膜切開を上錐体静脈洞に沿って前方にのばす．この硬膜切開を行うために錐体骨縁の削除が必要であり，またこの操作ができるだけの骨削除で十分である．硬膜切開を前方に延長すると錐体静脈の上錐体静脈洞流入部が確認できるが，合流点よりも前方で上錐体静脈洞を結紮する．こうすることで錐体静脈の血流を温存することができる　図6 [5]．続いて小脳テントを内側に切開する．小脳テント縁を切開する際には内側の滑車神経を損傷しないよう注

手術動画　http://www.chugaiigaku.jp/images/movie/Cranio/5-5_Goto_1.mp4

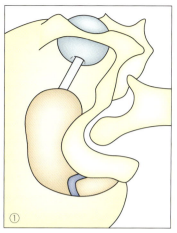
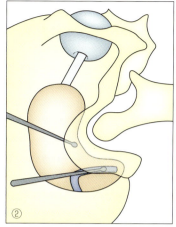
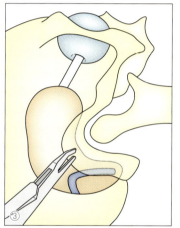
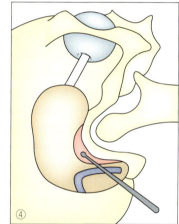
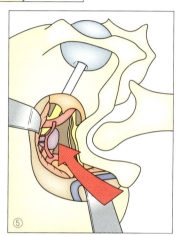

図5 頭蓋咽頭腫に対する経錐体到達法の概念図
側頭後頭下開頭を行った後，S状静脈洞を露出，続いて側頭硬膜とS状静脈洞前方硬膜を丁寧に剝離する．続いて錐体骨縁のみを全長にわたって切除する視交叉後方病変に到達することができる．

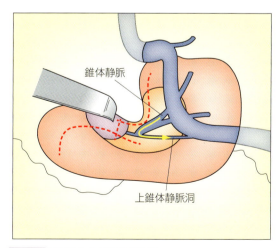
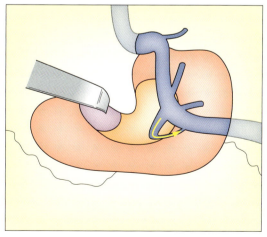

図6 硬膜テント切開の概念図
テント上病変である頭蓋咽頭腫に対して経錐体到達法を行う場合，後頭蓋窩静脈解剖は腫瘍の影響を受けず正常である．このため後頭蓋窩静脈還流で重要な役割を担っている錐体静脈還流路の温存には特に注意が必要である．

意が必要である．

5 硬膜内操作

　テントを切開した後，側頭葉に脳ベラをかけて側頭葉をけん引する．滑車神経周囲のくも膜を剝離した後，同神経を前方に追いかけると，後床突起付近にたどり着き，動眼神経が確認できる．続いて動眼神経の周囲のくも膜を剝離すると内頸動脈，後交通動脈，後大脳動脈が露出できる．またこの時点で動眼神経の内側に腫瘍が露出されることになる 図7 ．多くの場合，後交通動脈未発達側から到達しているため，後交通動脈の後大脳動脈合流部の直前に血管クリップをかけて切断したあと，後交通動脈全体を頭側に移動させると穿通枝を温存したまま，術野を拡大することができる．動眼神経と後交通動脈の間から腫瘍を内減圧することになり穿通枝の間から腫瘍を切除することはない 図8 ．このためくも膜境界を確認しながら剝離操作，内減圧を繰り返すことになる．腫瘍が減圧されると同側視索，対側視索が露出され，第三脳室底，視交叉後面が露出される．この到達法では後外側下方から前内側上方を見上げる術野となるため，錐体骨縁削除が必須となる．視交叉後面を直視下に観察しながら腫瘍を後方にけん引して腫瘍剝離を行う 図9 ．下垂体茎は下垂体に近い部位では腫瘍から剝離できる．しかし視交叉後方型頭蓋咽頭腫では多くの場合，下垂体茎の視床下部側が全体として腫

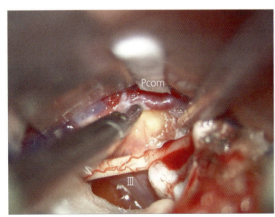
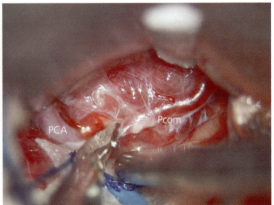

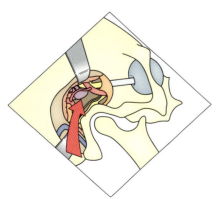

図7　経錐体到達法による腫瘍露出
手術はS状静脈洞前方の空間から内側上方を観察しながら行われることになる．赤矢印が手術方向を示している．後交通動脈と動眼神経の間から腫瘍切除を行う．
Pcom：後交通動脈　　III：動眼神経　　PCA：後大脳動脈

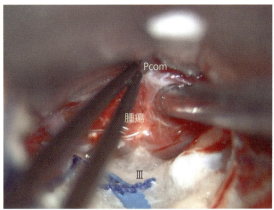
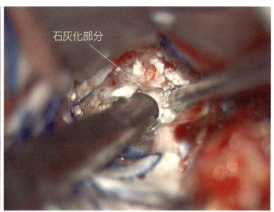
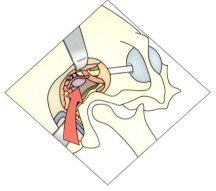

図8　経錐体到達法による腫瘍切除
後交通動脈を後大脳動脈への合流部直前で切断することができると術野を拡大させることができる．

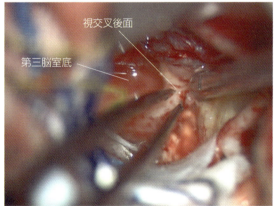
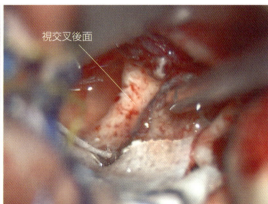
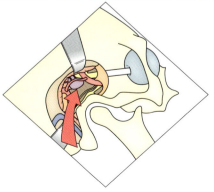

図9　経錐体到達法による腫瘍切除　最終段階
視交叉後面，第三脳室底を直視下におさめ腫瘍を剥離切除することができる．

瘍化しているように見えることが多く結果として下垂体茎が温存できない場合が多い．視交叉後方型頭蓋咽頭腫が第三脳室側に進展した場合，頭側の癒着は比較的弱くこの術野から徐々に腫瘍を剝離しながら脳室内腫瘍も摘出できる場合が多い．モンロー孔付近で脳弓との癒着が疑われる場合，無理な剝離は行わず後日二期的手術を計画すべきである．外側進展が著明でない限り腫瘍を手前に徐々にけん引しながら対側内頚動脈および穿通枝から腫瘍を剝離可能である．後頭蓋窩進展部分は動眼神経尾側の空間から切除することが多い．

まとめ

頭蓋咽頭腫に対する経錐体到達法は一見複雑に見えるが症例を適切に選択すると非常に有用な到達法であると思われる．また今回示した方法をとると骨削除に要する時間も短時間である．頭蓋咽頭腫の治療を行う場合習得すべき到達法の一つであると考えている．

▪ 文献

1) Al-Mefty O, Ayoubi S, Kadri PA. The petrosal approach for the total removal of giant retrochiasmatic craniopharyngiomas in children. J Neurosurg. 2007; 106: 87-92.

2) Golshani KJ, Lalwani K, Delashaw JB Jr, et al. Modified orbitozygomatic craniotomy for craniopharyngioma resection in children. J Neurosurg Pediatr. 2009. 4: 345-52.

3) Goto T, Ishibashi K, Morisako H, et al. Simple and safe exposure of the sigmoid sinus with presigmoid approach. Neurosurg Rev. 2013; 36 (3) : 477-82.

4) Hakuba A, Nishimura S, Inoue Y. Transpetrosal-transtentorial approach and its application in the therapy of retrochiasmatic craniopharyngiomas. Surg Neurol. 1985; 24: 405-15.

5) Haq IB, Susilo RI, Goto T, et al. Dural incision in the petrosal approach with preservation of the superior petrosal vein. J Neurosurg. 2016; 124 (4) : 1074-8.

6) Kim EH, Ahn JY, Kim SH. Technique and outcome of endoscopy-assisted microscopic extended transsphenoidal surgery for suprasellar cranio-pharyngiomas. J Neurosurg. 2011; 114: 1338-49.

7) Kunihiro N, Goto T, Ishibashi K, et al. Surgcial outcomes of minimum anteior and posterior combined transpetrosal approach for retrochiasmatic cranio-pharyngiomas with complicated conditions. J Neurosurg. 2014; 120 (1) : 1-11.

8) Lee M, Kalani MY, Cheshier S, et al. Radiation therapy and CyberKnife radiosurgery in the management of craniopharyngiomas. Neurosurg Focus. 2008; 24: E4.

9) Liu JK, Christiano LD, Gupta G, et al. Surgical nuances for removal of retro-chiasmatic craniopharyngiomas via the transbasal subfrontal translamina terminalis approach. Neurosurg Focus. 2010; 28: E6.

10) Maira G, Anile C, Colosimo C, et al. Craniopharyngiomas of the third ventricle: Trans-lamina terminalis approach. Neurosurgery. 2000; 47:857-63.

11) Smee RI, Williams JR, Kwok B, et al. Modern radiotherapy approaches in the management of craniopharyngiomas. J Clin Neurosci. 2011; 18: 613-7.

12) 後藤剛夫，國廣誉世，森迫拓貴他．頭蓋咽頭腫に対する手術到達法選択の重要性．脳神経外科ジャーナル．2014; 23 (1) : 12-9.

〈後藤剛夫　大畑建治〉

CHAPTER 5 ●外科治療

6 Endonasal surgery

　1932年に頭蓋咽頭腫を命名したHarvey Cushingの時代から，頭蓋咽頭腫の治療は脳外科医にとって最も厄介な（baffling）問題の一つであった．画像診断，顕微鏡や内視鏡手術，放射線治療，内分泌管理法などが著しく進歩した現在においても同様であり，治療の中心となる外科手術に関しても手術方針やアプローチ法は各施設・術者により大きく異なる．本稿では頭蓋咽頭腫に対する経鼻手術について歴史的変遷を交えて記述する．

A 経鼻手術の発展と頭蓋咽頭腫

　経蝶形骨洞手術は鞍内の下垂体腫瘍に対するアプローチ法として1960年代から普及・発展してきた．当初は鞍底部の小開窓から鞍内の下垂体腫瘍を掻き出すcurettage surgeryであったが，手技の向上と器具（特に内視鏡）の進歩に伴い内視鏡下経頭蓋底手術へと近年大きな変貌をみせている．手技上の革新の一つは髄液漏修復手技の確立である．髄液漏修復法が未熟であった頃はこれを可及的に回避するため基本的には鞍隔膜下の操作に止めて腫瘍を摘出していたが，閉鎖手技がほぼ確立した今日では鞍結節部から前頭蓋底の硬膜や鞍隔膜を大きく切開することにより鞍上部での直達操作が可能となった（拡大経蝶形骨洞手術，経鞍結節部アプローチ）．それにより鞍上部に大きく進展した腫瘍，さらには第三脳室内に進展した腫瘍の摘出も可能となってきている[1-8]．

　頭蓋咽頭腫は下垂体茎（鞍内 − 鞍上部 − 第三脳室内）から発生する良性上皮性腫瘍である．下垂体茎の全貌を直視下に観察するのに最も相応しいアプローチは前下方から，すなわち拡大経鼻手術の術野と一致する．良性腫瘍だが周囲を重要構造物（視交叉，視床下部，乳頭体，脳幹，下垂体，下垂体茎，内頚動脈・後交通動脈とその分岐など）に囲まれ，時にそれらと癒着していることが頭蓋咽頭腫摘出の最大の障壁であるが，腫瘍とそれら構造物を直視下の術野で確実に観察・操作できることが本アプローチの最大の利点である．すなわち前方からの開頭アプローチでは観察しにくい視交叉腹側面を含めた腫瘍発生部位やその周囲を脳の剝離・牽引なしに同一術野に捉えることができ，また下垂体茎を早期に同定することが可能である．経鼻手術の進歩・利点を最も生かすことのできるのが鞍上部頭蓋咽頭腫に対する拡大経鼻手術である．

6. Endonasal surgery

B 鞍内・鞍隔膜下頭蓋咽頭腫に対する経鼻手術

▶ 症例1

汎下垂体不全による低ナトリウム血症で発症した69歳女性．鞍内型頭蓋咽頭腫 図1 （扁平上皮乳頭型）．囊胞内容を摘出後 図3 ，被膜を把持しながら周囲と剥離 図4 図5 ，肉眼的に全摘出した 図6 （*は正常下垂体，術後MRI 図2 ）．術後前葉機能は回復しなかったが尿崩症は出現していない．

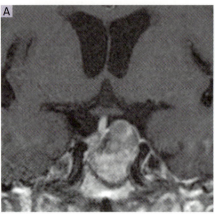 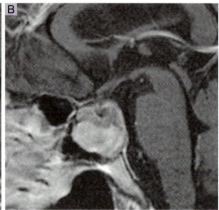

図1 症例1の術前MRI

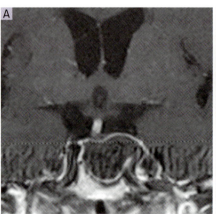 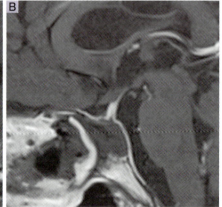

図2 症例1の術後MRI

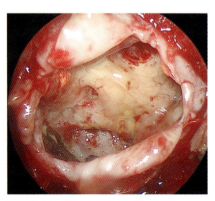 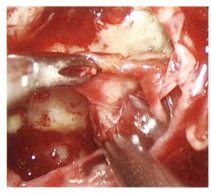

図3 囊胞開放後（症例1）　　　図4 腫瘍摘出（症例1）

動画 1

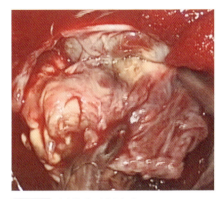

図5 腫瘍摘出（症例 1）

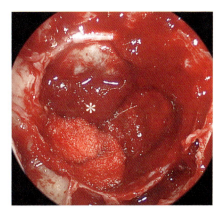

図6 腫瘍摘出後（症例 1）

▶症例 2

　両耳側半盲と汎下垂体不全で発症した 50 歳男性，鞍隔膜下型頭蓋咽頭腫 図7 （エナメル上皮腫型）．腫瘍内減圧を行ったが 図9 ，被膜とくも膜が癒着していたため 図10 ，下垂体茎を温存しながら腫瘍とくも膜を切除した 図11 図12 （＊は下垂体茎）．腫瘍は全摘出され 図8 （鞍内に脂肪充填あり），前葉機能は改善，尿崩症も一過性であった．

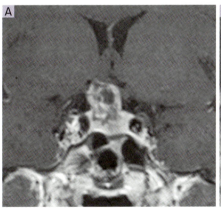
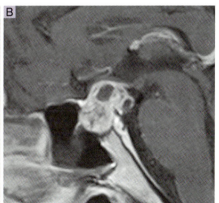

図7 症例 2 の術前 MRI

動画 1　http://www.chugaiigaku.jp/images/movie/Cranio/5-6_Nishioka_1.mp4

6. Endonasal surgery

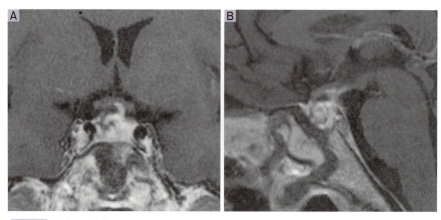

図8 症例2の術後MRI

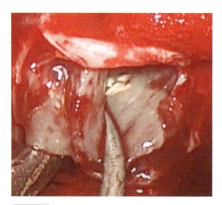

図9 腫瘍摘出（症例2）

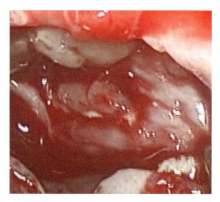

図10 くも膜と癒着した腫瘍（症例2）

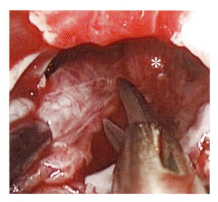

図11 くも膜を含めた摘出（症例2）

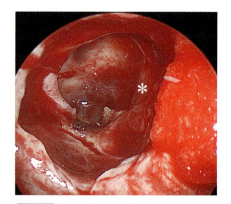

図12 腫瘍摘出後（症例2）

頭蓋咽頭腫の中でも鞍内あるいは鞍隔膜下型（Sellar type, Infradiaphragmatic type）の多くは下垂体腫瘍と同様なアプローチで摘出できることから経鼻手術が従来から選択されてきた（全頭蓋咽頭腫の約 10 〜 30％が該当）[9-11]．当初はトルコ鞍拡大のある症例，鞍上進展はあっても比較的軽度の症例のみが適応であったが，現在ではトルコ鞍拡大や蝶形骨洞の含気化の程度などとは関係なく本型には経鼻手術が第一選択肢である．しかし鞍隔膜下型であっても鞍内から頭蓋内に大きく進展している症例もあり，症例によっては開頭術あるいは開頭 - 経鼻同時手術が適応となる場合もある．

SideMemo

鞍内型の頭蓋咽頭腫には術前診断の難しい症例が存在する．炎症の強いラトケ嚢胞（後述），出血した腺腫，脊索腫や軟骨肉腫などとの鑑別を要することがある．

顕微鏡・内視鏡どちらでも，鞍底の開窓までは通常の下垂体腺腫のアプローチと基本的に同じである．ただし摘出に伴い高度の髄液漏をきたす可能性もあるので鼻中隔粘膜弁に備えておく必要がある．当院では必要時に粘膜弁が作成できるように粘膜切開を rescue incision としている．またいつでも拡大術（経鞍結節部アプローチ）に移行できるように骨切除は鞍結節を越え前頭蓋底まで行っている．このアプローチは小児例でも同様に行えるが，鼻孔がとても狭い場合（特に 2 歳以下）は口唇下アプローチが必要なこともある．

硬膜を切開すると通常は直下に腫瘍被膜が確認できる．腫瘍の内減圧を得た後，腫瘍被膜と正常下垂体（もしくは硬膜・海綿静脈洞内側壁）の境界部を同定する．下垂体腺腫摘出時の仮性被膜とは異なり，被膜といっても厚く線維性の腫瘍実質であることが多い 図4 ．腫瘍被膜を把持しながら周囲下垂体との境界面を全周性に剥離していく 図5 ．通常，最も癒着が強いのは下垂体茎の付着部（腫瘍発生部位）である．術後の下垂体機能温存の可否はここでの操作によるところが大きく，機能温存のため鋭的剥離を推奨する報告もある [10]．一方で腫瘍が残存・再発しやすいのもこの部位と考えられ，術前から高度の前葉機能障害と尿崩症を認めた場合は徹底した切除を行う．また鞍上部くも膜と腫瘍の間に正常下垂体が介在しこれを温存できた場合は問題ないが 図6 ，腫瘍がくも膜に浸潤している場合も少なくない 図10 ．この場合は下垂体茎の位置を確認しながら腫瘍とくも膜を一塊として鋭的に切除する 図11 図12 ．この際，鞍上部での状態（周囲との癒着など）がわかりにくい場合は，前頭蓋底へ硬膜切開を追加（拡大術に移行）し硬膜内で腫瘍と周囲の関係をよく観察し摘出する．

硬膜切開が鞍底のみであってもくも膜が大きく欠損した場合は確実な髄液漏修復を要する．その程度に応じて鞍内への脂肪充填，硬膜縫合，筋膜 patch 縫合，鼻中隔粘膜弁などを行う．

6. Endonasal surgery

> **SideMemo**
>
> 囊胞壁の肥厚した（重層扁平上皮化生）ラトケ囊胞との鑑別に苦慮することがある．中には術前の画像診断だけでなく術中肉眼所見や組織像でも判断に悩む症例がある．術中の迅速組織診断で確認しながら，症状や術前内分泌機能から摘出度を判断する．

C 鞍上部頭蓋咽頭腫に対する拡大経鼻手術

▶症例 3

両耳側半盲と無月経で発症した 25 歳女性，鞍上部頭蓋咽頭腫 図13 （エナメル上皮腫型）．鞍底と前頭蓋底の硬膜を観音開きに切開，左右に tenting し術野を展開 図15 ．鞍上部で周囲と剝離し 図16 ，腫瘍の左外側に認められた下垂体茎を温存し肉眼的に全摘出 図17 （＊は下垂体茎）図14 ，髄液漏修復には筋膜の inlay suture 図18 と鼻中隔粘膜弁を用いた．術後前葉機能低下症と尿崩症が出現した．

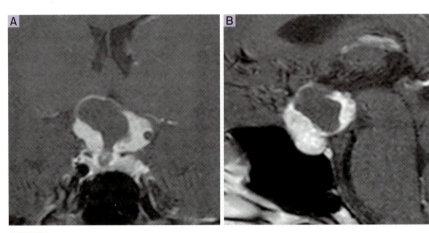

図13 症例 3 の術前 MRI

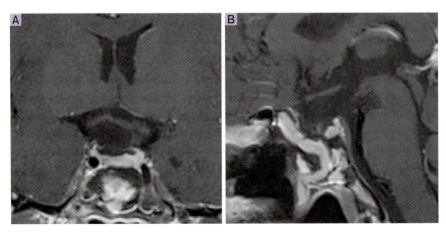

図14 症例 3 の術後 MRI

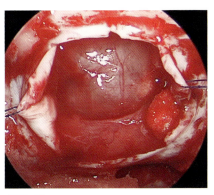
図15 硬膜切開後（症例3）

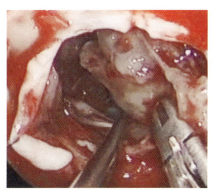
図16 腫瘍摘出（症例3）

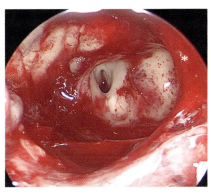
図17 腫瘍摘出後（症例3）

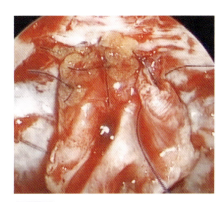
図18 筋膜のinlay縫合（症例3）

動画2

　頭蓋咽頭腫の中で最も一般的な鞍上部型（Supradiaphragmatic type）に対しては従来から様々な開頭アプローチ法が提唱されてきた．近年，拡大経鼻手術もこの型の多くの症例に対して有用であることが明らかとなってきた．開頭術ではblindとなりやすい視交叉腹側面を含めた鞍内・鞍上部・第三脳室底・上位脳幹腹側面および下垂体茎を，脳の剥離・牽引なしに直視下に観察・操作が可能なためである．適応と限界に関しては後述する．

　拡大経鼻手術に関しては別項で記載があるため詳細は割愛するが当院での手法を記載する[7,8]．硬膜は鞍内と前頭蓋底に横切開とそれらを結ぶ正中縦切開を行っている．静脈洞は切開前に表面を凝固し切開後の出血は洞内に固めたゼルフォーム片を充填し止血，硬膜に付着した鞍隔膜を切開して硬膜を観音開きとし糸で左右にtentingし大きな術野を得ている 図15 ．硬膜開窓部から視交叉や両側の内頚動脈内側面が各々直視下に観察できる必要がある．くも膜を切開し，腫瘍表面を露出，その前面を走行する上下垂体動脈を剥離・温存，また下垂体上面で下垂体茎の位置を同定する．腫瘍の内減圧を得た後，腫瘍と周囲構造物との剥離を開始する．まずは腫瘍頭側では視交叉さらに第三脳室底，次いで左右外側では視

動画2　http://www.chugaiigaku.jp/images/movie/Cranio/5-6_Nishioka_2.mp4

神経や後交通動脈とその穿通枝，そして尾側では下垂体上面，温存可能であれば下垂体茎との剝離を各々進めていく 図16 ．下垂体茎は術前から高度の障害を認める場合や下垂体茎全体が紡錘状に腫瘍化している場合は sacrifice している．全周性に剝離を進めていくと深部に達し，第三脳室底の後方・両側乳頭体から腫瘍を剝離切除する．その尾側にみられる脳底動脈とその分枝とはくも膜で介されていることが多い．摘出操作中，後交通動脈・穿通枝や乳頭体の温存は特に重要であり，再発例などで高度に癒着している場合は摘出の限界と考えている．

拡大経鼻手術における髄液漏修復法に関してもいくつかの手技が報告されている．当院では原則として大腿筋膜を硬膜欠損部に inlay し縫合を行い 図18 ，有茎の鼻中隔粘膜弁を用いている．腰椎ドレナージは行わず術後安静度も制限していない．

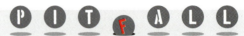

下垂体茎を sacrifice して頭蓋咽頭腫を摘出後，下垂体上面の下垂体茎付着部に腫瘍が残存していることがある．ここは経鼻アプローチでは blind となりやすく，また残存すると再発しやすい．腫瘍摘出後，当院では同部を含めて残存下垂体を切除しているが，十分に凝固するなどの対処が必要である．

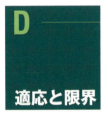

一般に経鼻手術の適応外とされている頭蓋咽頭腫は，(1) 頭蓋内で内頸動脈を越えて大きく側方（あるいは前方）に進展している腫瘍，(2) 著明な石灰化（egg-shell 状など）を伴う腫瘍，(3) 第三脳室内に限局した腫瘍（pure intraventricular type, Kassam type 4[4])）などとされる[1,2,4,7,8]．術野から大きく側方に進展した場合でも癒着の乏しい囊胞性腫瘍では摘出可能なこともあるが，安全確実な摘出には開頭術を優先すべきである．石灰化の著明な腫瘍はドリルを用いて鞍上部で複数片に砕いて摘出する必要がある．技術的には困難でなくても術野が狭いため腫瘍裏側で血管が癒着している場合は危険である．開頭術でも摘出困難な腫瘍ではあるが大きな術野下での摘出がより安全である．一方，第三脳室内の頭蓋咽頭腫は一般に translamina terminalis または transcallosal approach が選択される．しかし視交叉が前方に圧排され視交叉と下垂体上面の間隙が比較的広い症例（すなわち lamina terminalis が狭い症例）では，下方に膨隆した第三脳室底を切開し脳室内の腫瘍を経鼻的に摘出することも可能である[3,6]．第三脳室内頭蓋咽頭腫であっても症例によっては経鼻手術の適応と考えている．

開頭・経鼻のアプローチ法とは関係なく，摘出が最も困難（リスクが高い）なのは周囲重要構造物，特に内頸動脈，後交通動脈や穿通枝などと強固に癒着した頭蓋咽頭腫である．術前に予知することは通常困難だが，一般にそのような症例は初回手術例には少なく，再手術例や放射線治療例に多い．どのようなアプローチ法を選択するにしても初回手術の重要性をあらためて強調したい．

患者の年齢や性別，症状，腫瘍・視交叉・下垂体茎の位置，下垂体機能障害の

有無，石灰化の程度，過去の治療歴（手術法や放射線治療），そして術者の慣れ（経験）などを考慮してアプローチ法を選択することになる．いうまでもなく最も重要なのは確実・安全な摘出である．

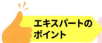

鞍上部頭蓋咽頭腫へのアプローチに際して硬膜内で最も影響するのが視交叉の位置である．視交叉が腫瘍の前下面（鞍結節部のすぐ裏側）に存在し，視交叉と下垂体の間隙が狭い場合は鞍上部や第三脳室底へのアプローチが困難である．この場合，下垂体上面を sacrifice あるいは硬膜ごと下垂体を下方に少し transposition し間隙を拡げるのが有用である[6]．経鼻的に lamina terminalis を経るアプローチも報告されているが[5]，第三脳室上部に達してしまうこと，および術後視機能悪化のリスクが生じる．いずれにしても術前に視交叉の位置を正確に把握しておくことは本アプローチを選択する上できわめて重要である．

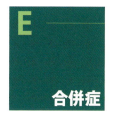

E 合併症

　頭蓋咽頭腫の経鼻手術，特に拡大術では術後髄液漏が重大な合併症の一つである．前述の通り，確実な髄液漏修復手技を有していることが本手術選択に必要な条件である．鞍内からの髄液漏と異なり前頭蓋底硬膜を切開した拡大術では packing のみでは修復は通常困難であり，これまでに報告されている様々な方法を組み合わせた multi-layer closure による確実な修復がもとめられる．

　他にも視機能障害（視神経・上下垂体動脈の損傷），短期記銘力障害（視床下部・乳頭体の障害），血管損傷や術後出血および遅発性 spasm による様々な神経症状など重篤な合併症のリスクが存在する．前述のように再手術例ではこれらのリスクが通常高まる．常に留意しておく必要があるのは術中 trouble shooting の問題である．頭蓋内で主幹動脈や穿通枝損傷による出血をきたすと，開頭術の場合よりも止血に難渋することが多い．特に術野外からの動脈性出血に対しては基本的に圧迫止血を行い，緊急血管撮影や開頭術の必要性を検討することになる．後交通動脈や穿通枝の無理な剝離には十分に注意する必要がある．

　本アプローチの利点の一つとして下垂体茎を早期に同定できることがあげられる．この分野のパイオニアである Kassam らは従来とは異なる分類：下垂体茎との位置関係を主とした分類を提唱している[4]．これは下垂体茎・機能温存の可能性も考慮した分類であり，腫瘍が下垂体茎の前に存在する preinfundibular 型（type 1）は摘出難易度が比較的低く下垂体茎も温存しやすいとされる．自験例でも術後下垂体機能を温存できたのは，術前機能障害がないか軽微で，下垂体茎が腫瘍の背側または側方に存在した症例であった[7]．下垂体茎の形態的温存は機能温存に必要だが十分条件ではない　図17　．経鼻アプローチにより下垂体茎の早期同定と鞍上部直達操作が可能となり下垂体茎の形態的温存率は高まったとする報告もあるが，残念ながら機能予後が大きく改善したとはいいがたい．確実な腫瘍摘出を目指すと下垂体機能温存は困難なことも多いと考えられる．症例によっては機能温存を優先し亜全摘と定位放射線治療を組み合わせた治療方針も選択されるが，術中に下垂体機能のモニターは不可能であり術後 GH 補充の問題などもある．

結語

近年，本邦でも頭蓋咽頭腫に対し内視鏡下経鼻手術が選択される症例が増えている．内視鏡手技の普及と習熟に伴い，今後さらに適応は拡大していくものと考えられる．本手術の意義は安全性と確実性の向上であり，蛇足ながら内視鏡手術では観察できる術野と安全確実な操作ができる術野が多少異なることを常に意識する必要がある．

▪ 文献

1) Cavallo LM, Frank G, Cappabianca P, et al. The endoscopic endonasal approach for the management of craniopharyngiomas: a series of 103 patients. J Neurosurg. 2014; 121: 100-13.

2) Cavallo LM, Solari D, Esposito F, et al. The endoscopic endonasal approach of craniopharyngiomas involving the third ventricle. Neurosurg Rev. 2013; 36: 27-38.

3) de Divitiis E, Cappabianca P, Cavallo LM, et al. Extended endoscopic transsphenoidal approach for extrasellar craniopharyngiomas. Oper Neurosurg. 2007; 61: 219-28.

4) Kassam AB, Gardner PA, Snyderman CH, et al. Expanded endonasal approach, a fully endoscopic transnasal approach for the resection of midline suprasellar craniopharyngiomas: a new classification based on the infundibulum. J Neurosurg. 2008; 108: 715-28.

5) Kitano M, Taneda M. Extended transsphenoidal surgery for suprasellar craniopharyngiomas: infrachiasmatic radical resection combined with or without a suprachiasmatic trans-lamina terminalis approach. Surg Neurol. 2009; 71: 290-8.

6) Nishioka H, Fukuhara N, Yamaguchi-Okada M, et al. Endoscopic endonasal surgery for purely intra-third ventricle craniopharyngioma. World Neurosurg. 2016; 91: 266-71.

7) Yamada S, Fukuhara N, Oyama K, et al. Surgical outcome in 90 patients with craniopharyngioma: an evaluation of transsphenoidal surgery. World Neurosurg. 2010; 74: 320-30.

8) 山田正三，福原紀章，西岡　宏．頭蓋咽頭腫に対する経蝶形骨洞手術．脳外速報．2011; 21: 18-25.

9) Abe T, Ludecke DK. Recent results of primary transnasal surgery for infra-diaphragmatic craniopharyngioma. Neurosurg Focus. 1997; 3: e4.

10) Fahrbusch R, Honegger J, Paulus W, et al. Surgical treatment of cranio-pharyngiomas: experience with 168 patients. J Neurosurg. 1999; 90: 237-50.

11) Maira G, Anile C, Rossi GF, et al. Surgical treatment of craniopharyngiomas: an evaluation of the transsphenoidal and pterional approaches. Neurosurgery. 1995; 36: 715-25.

〈西岡　宏〉

CHAPTER 5 ●外科治療

7 Endoscopic transventricular surgery

　囊胞性頭蓋咽頭腫はしばしば視神経・視索，下垂体柄，視床下部といった周辺組織に伸展，癒着し，組織学的にも周辺組織に浸潤している[1]．したがって手術的に摘出は，周辺組織への損傷を避ける点と，全摘出を目指す点の両方で難しい．一方，定位的放射線照射（Stereotactic Radiotherapy: SRT）は囊胞性頭蓋咽頭腫の治療に有効であると考えられている．しかし，囊胞成分のまま，定位放射線照射を行うと，効果が十分でないばかりでなく，腫瘍壁からの分泌が一時的に亢進し，結果として腫瘍容積の増大につながる可能性がある[2]．したがって，囊胞性頭蓋咽頭腫に対して神経内視鏡により囊胞成分を縮小させてから SRT を行うことが報告されている[3,4]．現在までまとまった報告は見られておらず，我々の施設での取り組みを紹介するとともに，本治療での再発の有無につき文献的考察を加える．

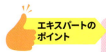

エキスパートのポイント

症例の選択
本手術手技をうまく行うには症例の選択が重要である．内視鏡による腫瘍の摘出は多くを望めないので，囊胞性病変であることが絶対条件である．囊胞を縮小させることで症状の速やかな改善を期待されるので，比較的大きな腫瘍がよい適応である．これら大きな腫瘍はモンロー孔あるいは中脳水道部での閉塞をきたし，閉塞性水頭症を呈する場合が多いので，内視鏡操作にも好都合である．また，囊胞も単一あるいは大きな囊胞が数個であることが望ましい．囊胞を開窓して，髄液腔・脳室と十分な交通をつけることが求められるからである．多くの小さな囊胞からなる症例は避けるべきである．

A 神経内視鏡手技 図1

1 側脳室・モンロー孔へのアプローチ

　内視鏡下で第三脳室に存在する囊胞性頭蓋咽頭腫にアプローチする場合，ほとんどは前角部を穿刺してモンロー孔から第三脳室に入る．より挙上しているモンロー孔の側，すなわち水頭症病態になっている側からアプローチする．左右差がなければ原則は通常どおり右からである．第三脳室内では前へ内視鏡を振って作業することが多くなるので，穿頭部はなるべく冠状縫合近くに設ける．脳室が小さい場合はナビゲーションを用いる場合もある．

2 内視鏡操作

我々の施設では flexible fiberscope Neu-4L（町田製作所）か最近ではほとんど videoscope（VEF type V: オリンパス）を用いている[5-7]．拡大したモンロー孔より見える囊胞壁を開窓する．第三脳室底開窓では鈍的な穿刺でも容易に開窓できるが，頭蓋咽頭腫の囊胞壁はしばしば，厚く弾力に富む場合があり，初めに monopolar coagulator electromagnetic force（EMF）system PAL1（Japan Medical Dynamic Marketing Inc., Japan）や monopolar cutting ME2（Codman & Shurtleff; Johnson & Johnson, Raynham, MA, USA）で囊胞壁表面を凝固してからの方が鈍的に開窓しやすくなる（エキスパートのポイント）．バルーンカテーテルを用いて開窓を拡げると，開窓部からモーターオイル用の囊胞内容液が噴出してくるので，なるべく脳室内に流入しないように最初は吸引する．吸引できなくなったら，開窓部を攝子，凝固切開器，バルーンを用いて，さらに開窓を拡げる．十分拡がった時点で囊胞内容を人工髄液（ARTCEREB Irrigation and Perfusion Solution for Cerebrospinal Surgery, Otsuka Pharmaceutical Factory Inc., Tokushima Japan）で十分に洗浄する．この時点では囊胞内と脳室内も灌流されているので，脳室への流入は気にかけなくても，術後 chemical meningitis を起こしたことはない．囊胞内が透明になったところで，囊胞内で充実性部分の腫瘍を可及的に攝子で摘出する．囊胞が縮小して，内視鏡を後方に転じると囊胞の後壁，中脳水道が見える．最後に，縮小した囊胞内に Ommaya tube を挿入し，脳室内の止血を十分確認して閉創する．

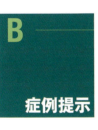

B 症例提示

▶症例1　図1

63歳女性．記銘力障害で発症．MRI で第三脳室内に囊胞性病変，囊胞壁が増強される．囊胞内容液はやや high intensity, T2 では均一に high intensity の single cyst を認めた 図1AB．脳室の拡大がある．右前角からアプローチして内視鏡手術を行った．内視鏡手術1週間後の MRI で囊胞容量の著明な縮小，大きな開窓部，囊胞内は髄液と同じ intensity を示した 図1C．この後，28日後から SRT 50.4 Gy/28 fraction を施行した．治療後10年で囊胞の再発は見られない 図1E．

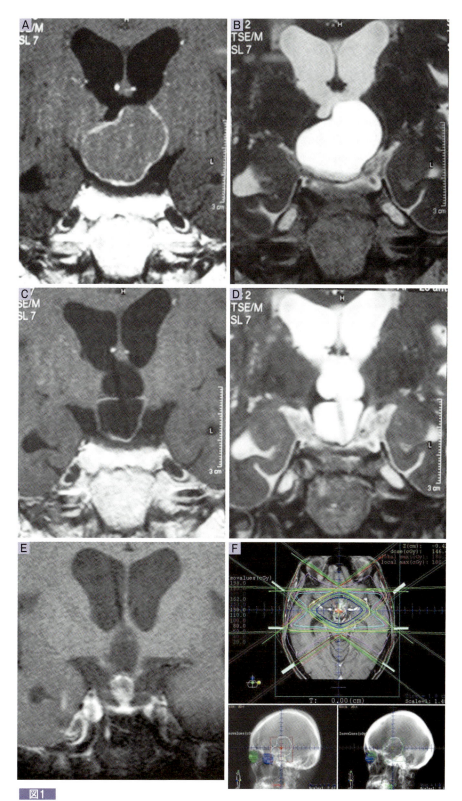

図1
症例1：63歳女性

術前冠状断 MRI, T1Gd（A），T2（B）で第三脳室内に単一嚢胞性病変．内視鏡手術1週間後の冠状断 MRI, T1Gd（C），T2（D）．嚢胞容量の著明な縮小，大きな開窓部，嚢胞内は髄液と同じ intensity を示し，T2（D）では縮小した嚢胞内に Ommaya tube 先端が見える．治療後10年の冠状断 MRI T1Gd（E）では嚢胞の再発は見られない．

7. Endoscopic transventricular surgery

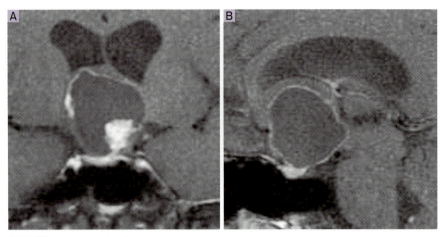

図2 症例2：47歳男性
再発例．再発時のMRI，冠状断（A），矢状断（B）
鞍上部の大きな囊胞性腫瘍，左底部に増強効果のある結節部分を認める．

▶ **症例2** 図2

　47歳の男性，視機能障害，下垂体機能低下症で発症．2年前にinterhemispheric approach，1年前にpterional approachにて2回の開頭術のあとの再発例．再発時のMRIで鞍上部の大きな囊胞性腫瘍，左底部に増強効果のある結節部分を認めた 図2AB ．右前角からアプローチ内視鏡を挿入すると，モンロー孔直下に第三脳室の壁を押し上げるように囊胞壁が見られた 図2C ．囊胞壁をバルーンカテーテルで開窓し 図2D ，囊胞内容を人工髄液で十分洗浄する．はじめはコレステリン様の囊胞液で中は濁っている 図2E ．バルーン，攝子，凝固切開機器を使い囊胞壁を切除する形で開窓をできるだけ大きくする 図2F ．囊胞内容が透明になった時点で，囊胞内結節部位の生検を行った 図2G ．通常結節はもろく数か所から攝子で容易に生検でき，出血は問題にならない．第三脳室内で内視鏡を後方に振ると囊胞壁の後壁，中脳水道が見える 図2H ．囊胞が1つでない場合は，内視鏡を振って中隔に開窓を行いなるべく単一な腔となるように努める．術後速やかに視機能障害は改善し，術後13日目からSRTを開始した．術後7年再発はみられていない．

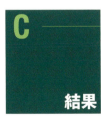

C 結果

1 囊胞縮小率

　我々の施設で行われた内視鏡手術9例での囊胞の大きさの継時的変化を 図3A に示す．1例だけ治療後1年で腫瘍再増大がみられ（図中の青線），TSAによる全摘出が行われた．この症例を除いた8例で治療前に比べた縮小率の推移を 図3B に示す．腫瘍縮小率は1か月で26.1 ± 6.3%で内視鏡手術による縮小が最も大きく，6か月で20.4 ± 18.4%，1年で11.0 ± 11.3%，2年で4.9 ± 7.4%，最後のフォローで3.1 ± 3.9%でその後ゆっくりと縮小した．

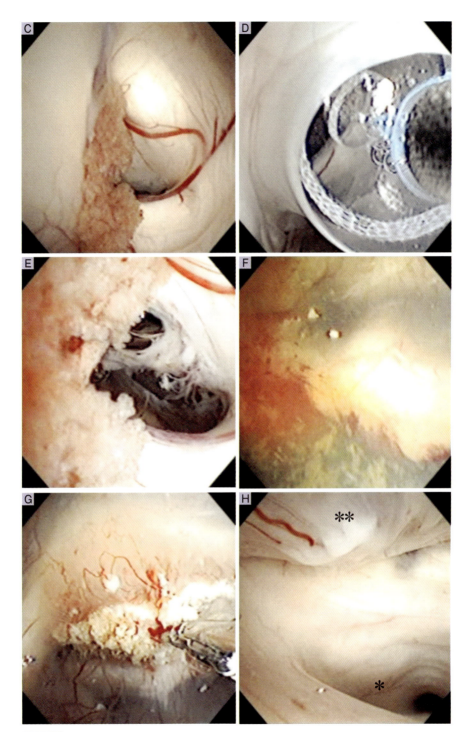

図2 症例2：47歳男性（つづき）
内視鏡術中写真（C〜H）．C：モンロー孔付近，D：囊胞壁のバルーンカテーテルでの開窓，E：囊胞内容の人工髄液での灌流，コレステリン様の囊胞液で中が濁っている，F：バルーン，攝子，凝固切開機器を使い囊胞壁を切除する形で開窓の拡大，G：囊胞内結節部位の生検，H：第三脳室内で囊胞壁の後壁（＊＊），中脳水道（＊）の確認．

7. Endoscopic transventricular surgery

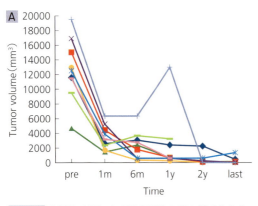
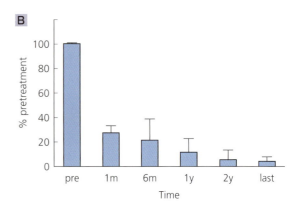

図3 内視鏡手術による腫瘍囊胞容積の継時的変化
A：9例の3方向のMRIから測定される実測値変化を示す．術後1か月（SRTの前）ですでに十分量の容量縮小がみられている．さらに6か月，1年，2年と縮小がわずかずつであるが続く．1例で術後1年で再発が見られた（−+−）．
B：再発症例を除いた8例の術前，術後変化の総体割合を示す．術後1か月で十分な容積縮小がみられている．

2 臨床症状の改善

記銘力障害，視機能障害，頭蓋内圧亢進症状，下垂体機能不全で発症するが，内視鏡手術がうまくいけば，前3者は速やかに改善する．下垂体機能不全の改善は見られない場合が多い．その後SRTを行うが，中央値72か月の観察では，改善した視機能，新たな下垂体機能の悪化はみられていない．

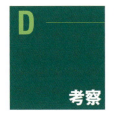

D 考察

1 内視鏡手術とSRTを合わせた治療で再発はしないか

頭蓋咽頭腫，特に再発頭蓋咽頭腫に対する手術的治療は難しい．視神経と視交叉との癒着がある症例では，無理にはがそうとすれば視機能の悪化は避けられない．初回手術で下垂体柄が温存されて内分泌学的に機能が温存されても，再手術においては下垂体柄を温存することは極めて困難で，まず再手術後の汎下垂体機能低下は避けられない．再発腫瘍が囊胞性の場合はあえて腫瘍を周辺組織から剥離せずに摘出しようとせず，囊胞容積の減少を図り，その後定位的放射線治療を行う方法が有効であると考えられている．また，定位的放射線治療の中でも，視神経に対する影響で視神経に接する再発腫瘍の場合には分割照射が必要である．

我々の行っている経脳室での内視鏡手術が開頭術および経蝶形骨洞手術に比べて低侵襲であることは間違いない．ただし，内視鏡手術は術後に放射線照射を加えるとしても残存腫瘍があるために，その再発がないかどうかを長期間見定める必要がある．これまでの報告例および当施設での成績をまとめた[8]．

我々の施設での9症例はすべて成人で，初発例が8例，開頭術後の再発例1例であった．観察期間中央値72.9か月で再発症例は1例のみ（11.1％）であった．

囊胞性頭蓋咽頭腫に対して手術として摘出術を行わずに囊胞内容液を吸引するだけの治療を行った報告は少ない．囊胞の開窓と内容液の吸引後に放射線治療を行った報告のうち，症例報告を除いた報告は，我々の報告も含め5報（ガンマ

イフ 3 報, X 線 1 報, SRT 1 報)[3,4,8-10], 囊胞に開窓と内容の吸引だけの報告が 2 報[11,12] で, それぞれの報告も 6 ～ 52 例(中央値 9 例)と小数例の報告にとどまっている.

Park ら[4] は同一施設内での内視鏡による囊胞縮小とその後のガンマナイフ治療のグループと, 亜全摘とガンマナイフ治療のグループの比較を行った. 再発率は内視鏡手術では観察中央値 32.2 か月で 13 例中 7 例(53.8%), 亜全摘では観察中央値 32.1 か月で 14 例中 2 例(14.2%)であり, 内視鏡手術で有意に再発率が高かったと報告している. 他の報告例での非再発率をまとめると, 32.1 から 107 か月のフォローアップ(中央値 60 か月)で, 46.1 から 100%(中央値 83%)の非再発率が報告されている. 非再発率が 100%の報告は, 再発例に限ったもの[3] であった. また, Moussa ら[12] の報告は, 囊胞吸引のみでその後放射線治療を行わずに, 84 か月の観察で非再発率が 73.1%と良好な成績であるが, 囊胞が単一な症例に限られていた.

我々の治療法(内視鏡による開窓, 吸引, SRT)9 例の成績は, 73 か月のフォローアップで再発は 1 例のみ(非再発率 89%)であり比較的良好な結果といえる. 内視鏡手術による大きな開窓と十分な灌流により SRT 前の高い囊胞縮小率がその理由と考えている. 再発例の 1 例は多発囊胞の症例で, 内視鏡手術で各囊胞の交通をつけたが, 1 年で交通をつけきれなかった部分から再発しており, 本手術にも限界がある.

2 本治療の今後の方向とまとめ

近年, 頭蓋咽頭腫に対して, その発生部位, 視交叉下面への到達可能性より, 経鼻的内視鏡アプローチの有用性が多く報告されている[13-15]. 摘出に伴う髄液漏に対する処置も確立してきており[16], 今後はこの経鼻的アプローチの頻度は増加してくるものと思われる. それに伴い, 経鼻的アプローチで残存腫瘍がある場合に, 十分囊胞を縮小させその後放射線治療を行う症例も増加してくると考えている. 我々の今回提示した経脳室アプローチの特徴は, ただ単純に開窓するだけでなく, なるべく開窓部を大きくして脳室との交通をつけることにより, 手術時に囊胞内容を人工髄液で十分に灌流する点にあり, 経鼻的アプローチでは行いにくい利点である. また, 低侵襲であり, 周囲組織(視機能, 視床下部機能)への悪影響は非常に少ない. 欠点としては SRT ではあるが放射線照射を行い, 10 ～ 20 年の長期にわたり観察が必要になる疾患であり, 小児の初発時に用いるかはさらに症例を集積し評価が必要である. 今回述べた内視鏡による経脳室アプローチは, その後の SRT も合わせることにより, 今後も成人の囊胞性頭蓋咽頭腫に対して適応がある治療法であろう.

▪ 文献

1) Weiner HL, Wisoff JH, Rosenberg ME, et al. Craniopharyngiomas: a clinicopathological analysis of factors predictive of recurrence and functional

7. Endoscopic transventricular surgery

outcome. Neurosurgery. 1994; 35: 1001-11.

2) Vitaz TW, Hushek S, Shields CB, et al. Changes in cycts volume following intraoperative MRI-guide Ommaya reservoir placement for cystic craniopharyngioma. Pediatr Neursurg. 2001; 35: 230-4.

3) Nicolato A, Foroni R, Rosta L, et al. Multimodality stereotactic approach to the treatment of cystic craniopharyngiomas. Minim Invasive Neurosurg. 2004; 47: 32-40.

4) Park YS, Chang JH, Park YG, et al. Recurrence rates after neuroendoscopic fenestration and Gamma Knife surgery in comparison with subtotal resection and Gamma Knife surgery for the treatment of cystic craniopharyngiomas. J Neurosurg. 2011; 114: 1360-8.

5) Hayashi N, Murai H, Ishihara S, et al. Nationwide investigation of the current status of therapeutic neuroendoscopy for ventricular and paraventricular tumors in Japan. J Neurosurg. 2011; 115:1147-57.

6) Osuka S, Takano S, Enomoto T, et al. Endoscopic observation of pathophysiology of ventricular diverticulum. Childs Nerv Syst. 2007; 23: 897-900.

7) Sato M, Nakai Y, Takigawa T, et al. Endoscopic third ventriculostomy for obstructive hydrocephalus caused by a large upper basilar artery aneurysm after coil embolization. Neurol Med Chir (Tokyo). 2012; 52: 832-4.

8) Takano S, Akutsu H, Mizumoto M, et al. Neuroendoscopy followed by radiotherapy in cystic craniopharyngiomas-a long-term follow-up. World Neurosurg. 2015; 84: 1305-15.

9) Lo AC, Howard AF, Nichol A, et al. Long-term outcomes and complications in patients with craniopharyngioma: the British Columbia Cancer Agency experience. Int J Radiat Oncol Biol Phys. 2014; 88: 1011-8.

10) Rahmathulla G, Barnett GH. Minimally invasive management of adult craniopharyngiomas: An analysis of our series and review of literature. Surg Neurol Int. 2013; 4 (Suppl 6): S411-21.

11) Delitala A, Brunori A, Chiappetta F. Purely neuroendoscopic transventricular management of cystic craniopharyngiomas. Childs Nerv Syst. 2004; 20: 858-62.

12) Moussa AH, Kerasha AA, Mahmoud ME. Surprising outcome of ommaya reservoir in treating cystic craniopharyngioma: a retrospective study. Br J Neurosurg. 2013; 27: 370-3.

13) Ali ZS, Lang S, Kamat AR, et al. Suprasellar pediatric craniopharyngioma resection via endonasal endoscopic approach. Childs Nerv Syst. 2013; 29: 2065-70.

14) Cavallo LM, Solari D, Esposito F, et al. The role of the endoscopic endonasal route in the management of craniopharyngiomas. World Neurosurg. 2014; 82(6 Suppl): S32-40.

15) Koutourousiou M, Gardner PA, Fernandez-Miranda JC, et al. Endoscopic endonasal surgery for craniopharyngiomas: surgical outcome in 64 patients. J Neurosurg. 2013; 119: 1194-207.

16) Hara T, Akutsu H, Yamamoto T, et al. Cranial base repair using suturing technique combined with a mucosal flap for CSF leakage during endoscopic endonasal surgery. World Neurosurg. 2015; 84: 1887-93.

〈高野晋吾〉

CHAPTER 5 ●外科治療

8 Endoscopic keyhole surgery
(Supraorbital keyhole approach)

　Keyhole surgery は D.H. Wilson らが "Limited exposure for cerebral surgery" の論文の中で 1971 年に提唱した概念であり[1]，その後 Perneczky らが頭蓋底病変に応用し，多数の臨床例によってその有用性を報告した低侵襲手術手技の一つである[2]．その中でも，supraorbital keyhole approach は頭蓋咽頭腫を含む傍鞍部前頭蓋底腫瘍および脳動脈瘤手術に応用されている[3]．また当初は顕微鏡下の手術手技であったが，近年は内視鏡手術の発達により，内視鏡補助下，もしくは内視鏡単独での手術も行われるようになってきた[4,5]．本法のメリットとしては，創および開頭が小さくすむこと，脳のリトラクションが少なくいこと，前頭洞を開けなければ髄液漏のリスクが低いことなどがある．欠点としては開頭が小さいために視線や器具の挿入方向が限定されることがあるが，内視鏡を利用することで，死角になる部位の視認性に関しては補うことができる．しかしながら，前頭洞の大きな例や pre-fixed chiasm の例では不利であること，視神経の下方や視床下部に癒着のある病変，トルコ鞍底の深い病変，上方進展の高度な病変などでは，経鼻内視鏡手術や通常の開頭手術の方が有利であること，トルコ鞍内発生病変に対しては経鼻内視鏡手術の方が有利であること，などの観点[6]から，症例選択が重要である．また，今までに上述のような優れた臨床成績が報告されているものの，ほとんどの論文は血管障害や腫瘍など様々な疾患を本法で治療した際の臨床成績に関するものであり，疾患特異的な予後評価の報告がほとんどないこと，通常の開頭手術と比較した際に，創部や開頭が小さいこと以外のメリットが不明なこと，症例選択基準が術者の主観的判断でなされており客観的な基準がないことなどの問題があり[7]，決して標準治療と言える状況ではない．よって，本術式に習熟したエキスパートのみが症例を選択して限定的に活用する[7]，という利用法が現時点では適切と考えられる．

　頭蓋咽頭腫に関する本法の適応に関していうと，頭蓋咽頭腫は腫瘍発生母地が下垂体柄から第三脳室底の正中部であり，基本的に腫瘍は視神経および主要血管の内側に存在すること，また腫瘍の進展方向も視交叉の後方を通って第三脳室内に向かうことが多いため，経鼻内視鏡手術や経前大脳縦裂到達法などの正中経由の到達法の方が腫瘍の進展方向の長軸に沿った摘出ができるため，理に適っている[6]．また，トルコ鞍内腫瘍・第三脳室内腫瘍や巨大な腫瘍に対しては本法による根治的な手術が難しいことから，本法が第一選択になる頭蓋咽頭腫は少ないと考えられる．よって，現時点での本法の適応としては，視交叉や内頚動脈の外側に進展する例に対し，経鼻内視鏡手術で操作が困難な部位の腫瘍を，本法で補助

的に摘出する際などに利用する価値があるかと思われる．

上記の理由から，当施設では頭蓋咽頭腫に対して本法を用いた経験はない．よって，本記載は他疾患に対して本法を用いた際の限られた経験と文献のレビューに基づくことをお断りしておく．

A 手技

1 体位・頭位

体位は仰臥位で頭部は 15 度程度挙上し，対側に 15 度から 30 度回旋する．回旋の度合いは腫瘍の位置や大きさによって決定する．頭部の回旋度合，前頭洞の位置の確認，開頭の位置や大きさの決定の際にナビゲーションを利用するのは有用である．

2 皮切・皮下剥離

皮膚切開を眉毛の上縁におく eye blow incision を利用することで，皮膚切開を最小にとどめることができる．しかしながら，本法において最も大切なことは開頭のサイズおよび位置であり，eye blow incision にこだわる必要はない．よって，可能であれば eye blow incision を，そうでなければ通常の hairline 後方の皮膚切開を行えばよい 図1 ．Eye blow incision の場合は眼窩上神経を障害しないように，皮膚切開は眼窩上切痕の外側までとする．皮膚をフックや糸などで牽引しつつ帽状腱膜下の剥離を行った後，前頭筋を切開し骨膜下剥離して骨を露出する．また，開頭の外側縁の burr hole をおく部位の骨を露出するための側頭筋の剥離を行う．

3 開頭・硬膜切開

開頭は基本的に前頭蓋底の高さで側頭線のすぐ後方に burr hole を 1 か所おき，そこから craniotome で内側に 2 〜 3 cm 程度，上方へ 2 〜 3 cm 程度の小開頭をおく 図2 ．骨弁を除去後，眼窩上縁側の骨切開縁の頭蓋骨内板側の張り出し

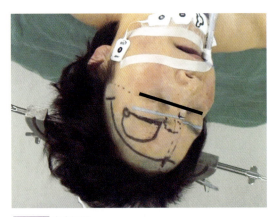

図1 皮膚切開
可能であれば eye blow incision を，そうでなければ hairline 後方の通常の皮膚切開でもよい．

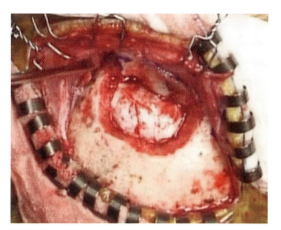

図2 開頭
前頭蓋底の高さで側頭線のすぐ後方に burr hole を 1 か所おき，そこから内側に 2～3 cm 程度，上方へ 2～3 cm 程度の開頭を行う

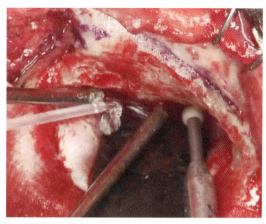

図3 開頭
骨弁を除去後，眼窩上縁側の骨切開縁の頭蓋骨内板側の張り出し部分を，前頭部硬膜をよけながら diamond burr で削除して平坦にする

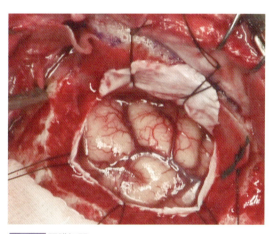

図4 硬膜切開
眼窩側に基部をもつ C 型として，硬膜を翻転し，糸をかけて釣り上げる．

部分を，前頭部硬膜をよけながら diamond burr で削除するのがポイントである **図3** ．これにより，前頭蓋底に平行に顕微鏡の光が入るようになるとともに，器具の出し入れもしやすくなる．硬膜は眼窩側に基部をもつ C 型に切開して翻転し，糸をかけて釣り上げる **図4** ．

4 硬膜内操作

最初に prechiasmatic cistern と carotid cistern のくも膜を切開して髄液を排出し，前頭葉を沈下させる．これにより，以降は脳ベラによる retraction はほとんど不要になる．当院では基本的に顕微鏡下に操作を行い，顕微鏡の死角になる部位の観察や腫瘍の摘出の際に内視鏡を用いているが，内視鏡単独で手技を行

う場合は脳の保護の目的で脳ベラをかけておいた方が良いかと思われる．同側視神経・内頚動脈の内側や，トルコ鞍内の観察には 30 度の斜視鏡が有用であり，また剥離や摘出に際しても，先端の湾曲した道具が必要となる．そのため同部位では繊細な剥離操作は難しいと考えられる．

5 閉頭・閉創

硬膜縫合し，硬膜を眼窩側に向けて数か所釣り上げ，硬膜外の死腔を減らす．骨弁はチタンプレートなどで固定する．骨欠損が目立つ場合は骨ペーストなどで補填する．筋肉や皮下組織，皮膚を縫合する．

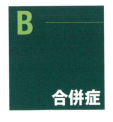

Perneczky らは，本法を用いた 10 年間の 450 例という多数の症例の中で，39 例の頭蓋咽頭腫に本法を適用している．その結果は，全摘出 74.3％，亜全摘出 17.9％であり，視機能改善は 73％，視機能悪化は 11.5％であり，1 例のみ肺塞栓による死亡例を経験したと報告している[3]．内分泌機能や高次脳機能に関する記載はなかった．疾患特異的な報告でなく，情報が少ないため判断が難しいが，頭蓋咽頭腫における経鼻内視鏡手術の報告に比べると，視機能悪化の頻度が高いように思われる．

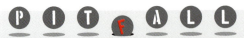

前述したとおり，頭蓋咽頭腫手術において本法が不利な理由としては同側視神経や内頚動脈の内側面が死角になること，prefixed chiasma の症例には適応しづらいこと，トルコ鞍内および第三脳室内腫瘍を摘出するのが困難であることなどである．そもそも，頭蓋咽頭腫は通常の開頭手術を用いても全摘出と機能温存の両立，そして腫瘍の長期制御を達成することが困難な疾患である．開頭手術と到達方向が異なる経鼻内視鏡手術とは違い，本法では開頭手術と基本的な到達方向はほぼ同じであり，その状況でさらに開頭を小さくすることで，視線や器具の操作性がより制限されることから，手術の技術的難易度はむしろ高くなる．よって，本法を用いることで疾患全体の治療成績を改善することは困難であり，現時点では本法のみで根治的な手術ができる例は極めて限られると考えられる．

しかしながら，通常の開頭手術と比較した場合の本法の低侵襲性を生かし，本法が適した症例に限定して適用する，または経鼻内視鏡手術や放射線照射等の他の治療法と組み合わせて使用するという目的であれば利用価値はあり，また，将来的には内視鏡や手術器具の開発により，本法の適応範囲が拡大していく可能性は十分にあると考えられる．

▪ 文献

1）Wilson DH. Limited exposure in cerebral surgery: Technical note. J Neurosurg. 1971; 34: 102-6.

2）Perneczky A, Fries G. Endoscope-assisted brain surgery: part 1--evolution, basic concept, and current technique. Neurosurgery. 1998; 42: 219-24.

3）Reisch R, Perneczky A. Ten-year with the supraorbital subfrontal approach through an eyeblow skin incision. Neurosurgery. 2005; 57 (ONS Suppl 3): 242-55.

4）Gazzeri R, Nishiyama Y, Teo C. Endoscopic supraorbital eyebrow approach for the surgical treatment of extraaxial and intraaxial tumors. Neurosurg Focus. 2014; 37: 1-8.

5）Wilson DA, Duong H, Teo C, et al. The supraorbital endoscopic approach for tumors. World Neurosurg. 2014; 82: 243-56.

6）Schwarz TH. An eyeblow for an eyeblow and a nose for a nose. World Neurosurg. 2014; 82: 97-9.

7）de Divitiis E. Supraorbital craniotomy: pro and cons of endoscopic assistance. World Neurosurg. 2014; 82: 93-6.

〈阿久津博義〉

CHAPTER 5 ●外科治療

9 Extended transsphenoidal approach

A 術前術後の注意点

　拡大経蝶形骨法は，トルコ鞍を中心とした頭蓋底正中病変に対して，鼻腔，副鼻腔を利用してアプローチする術式である．脳圧排を要しないため，開頭術よりも低侵襲である．さらに，頭蓋咽頭腫の手術においては，腫瘍の発生母地である下垂体茎漏斗部や視交叉下面を直視できる利点がある 図1 [1]．本法では，標準的な経蝶形骨法で得られる術野を，必要に応じて前方や側方に拡大するための，解剖学的知識とテクニックが必要である．これらをマスターすることにより，頭蓋底正中部の広い領域に到達可能となる．しかし，前方への拡大は嗅覚障害のリスクがあり，側方への拡大は，眼窩，内頚動脈，海綿静脈洞により制限される．

1 発生母地の処理を最優先にした手術戦略

　頭蓋咽頭腫は，前方や側方などあらゆる方向に多様な発育をするのが特徴である．トルコ鞍に限局する小さな腫瘍は経蝶形骨手術の適応であるが，大きな腫瘍は開頭術と考えている術者が多い．しかし，巨大に発育した腫瘍でも，その発生母地は下垂体茎漏斗部の頭蓋咽頭管の遺残である．したがって，最優先の手術目的を腫瘍発生母地の処理に設定すれば，巨大な腫瘍でも，本法が第一選択の術式と考えられる[2]．発生母地を確実に処理すれば，前方や側方などに進展した残存部分に対しては，開頭術や放射線治療を追加する戦略が合理的である．
　術前では，MRIや造影3D-CTなどの画像診断を駆使して，視神経と視交叉，下垂体と下垂体茎，内頚動脈とWillis動脈輪，腫瘍の大きさと進展方向，囊胞性，

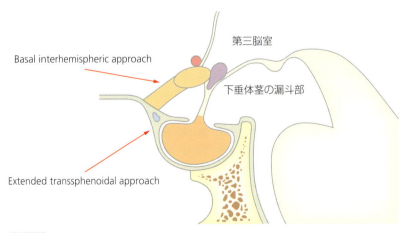

図1　手術戦略
腫瘍の発生母地である下垂体茎漏斗部と視神経・視交叉との関係．

実質性，石灰化などの腫瘍の性状把握が必須である．とりわけ，手術アプローチの観点から，視交叉と腫瘍の関係が重要である．また，術後の髄液漏予防のため，watertight な硬膜閉鎖を基本にした確実な閉創処置が必要である．

B 手技

1 体位と頭位

基本体位は，患者の上半身は約 30 度挙上，下肢は約 15 度屈曲させる．患者の顔は，右胸部付近に位置する術者のほうを向くように，左側に傾ける．頭部は，下額を軽く挙上させて，OM（Orbitomeatal）line が地面に対してほぼ垂直になる位置で，3 点ピン固定する 図2 ．硬膜内にアプローチするため，右下腹部を消毒して，術中の腹壁筋膜や脂肪片の採取に備える．

2 粘膜切開から蝶形骨洞前壁まで

経上口唇下粘膜切開後，標準的な経蝶形骨手術に準じて蝶形骨洞前壁に達する．梨状口下縁より約 60 mm で，蝶形骨洞前壁に到達する．鼻中隔の蝶形骨洞前壁への接合部分は，蝶形骨吻とよばれ，その断面は紡錘状である．その形状には個人差があるため，自然口とともに位置同定の指標となる．鼻中隔粘膜下に，Hardy 型鼻鏡を挿入し，鼻鏡のブレードの上端に蝶形骨洞の自然口が見られる位置で，開排固定する．

> **SideMemo**
>
> 経蝶形骨手術には，進入経路により，経上口唇下法と経鼻孔法がある．経鼻孔法は，より低侵襲であるが，入口部は鼻孔のサイズで制限される．頭蓋咽頭腫などの深部での縫合や複雑なマイクロ操作が想定される場合は，入口部が有意に大きい経上口唇下法が優っている．

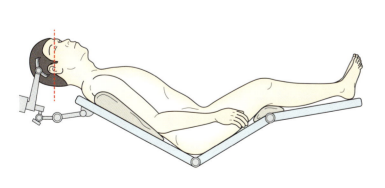
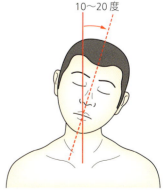

図2 体位
仰臥位で上半身を 30 度挙上し，顔を術者と対面するように固定する．

❸ 術野拡大のテクニック[3]

　術野を拡大すればするほど，腫瘍摘出の安全性と確実性は向上するが，鼻腔粘膜の損傷や副鼻腔の破壊が増大する．一方，内頚動脈，海綿静脈洞が本アプローチの側方限界であるため，それ以上，外側に術野を拡大する利点はない．このため，鼻腔や副鼻腔の解剖を熟知するとともに，必要最小限の拡大とする　図3　．

　鞍結節部，蝶形骨平面が手術経路であるため，粘膜下の後部篩骨洞の開放は必須である[4]．鼻腔上部が，篩骨洞の膨隆により急激に狭くなっている空間を嗅裂とよぶ．嗅球から出た嗅神経は，嗅裂内に主に分布し，他の部分は主に呼吸上皮で覆われた鼻粘膜からなる．したがって，後部篩骨洞の開放では，嗅裂の粘膜損傷を必要最小限にすることが大切である．

　鼻中隔粘膜の剝離を上方に拡大し，蝶形骨洞前壁が蝶形骨平面に移行する部分まで達する．露出した鼻中隔骨を削除し，蝶形骨洞前壁の鼻粘膜を外側方向に剝離する．この時，自然口の部分で鼻腔から蝶形骨洞へ貫通する鼻粘膜を切断すると，鼻粘膜の剝離が促進される．後部篩骨洞の蜂巣を順次開放すると，術野が左右に拡大する．剝離した鼻粘膜は，手前に翻転して，鼻鏡のブレードで左右に圧排する．この段階で注意すべき重要な組織は，視神経，内頚動脈，海綿静脈洞である．これらはいずれも蝶形骨洞内の骨隆起などにより，その位置が同定できる．

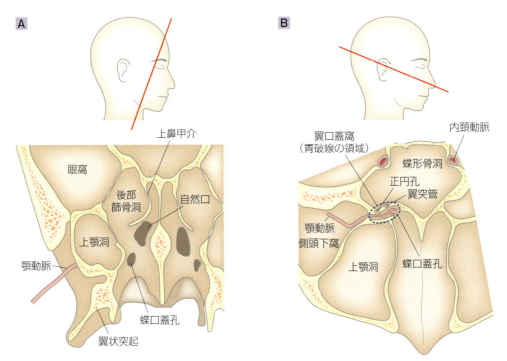

図3　鼻腔の側壁と重要構造物
A：上顎洞後壁近傍の断面．上方では，後部篩骨洞の開放で，眼窩内側壁に達する．下方では，蝶口蓋孔の外側への術野拡大には骨のドリリングが必須である．これにより，上顎骨の内側壁や翼状突起の内側板が削除される．
B：正円孔の断面．上顎骨を開放して，翼状突起の内側板を削除すると，翼突管に達する．さらに，外側には正円孔がある．これらのランドマークと内頚動脈の関係が重要である．

4 頭蓋底の開窓

頭蓋底の骨窓は，鞍結節部を中心に蝶形骨平面の方向にできる限り大きくし，側方では左右の視神経管を開放するが，海綿静脈洞下壁の開放は不要である 図4 ．

5 硬膜切開

硬膜切開は，腫瘍摘出後の硬膜閉鎖を考慮して，必要最小限度とする．トルコ鞍前壁から鞍結節を越えて蝶形骨平面に至る，正中縦切開が基本である．通常は，鞍結節部に一致して anterior intercavernous sinus が発達しているため，その切断による静脈性出血に対処する必要がある．まず，anterior intercavernous sinus 直下のトルコ鞍前壁の硬膜に小切開を加え，下垂体を確認する．次いで，anterior intercavernous sinus 直上の硬膜に小切開を加える．露出した intercavernous sinus の 2 か所を縫合処理した後に切断することで処理可能である[5]．

硬膜の正中切開により，硬膜切開部から視交叉下槽のくも膜が膨隆してくる．縦切開後，腫瘍摘出後の硬膜閉鎖を考慮しながら，左右の視神経管の方向に横切開を追加する．これにより，側方の重要構造物である，視神経と内頸動脈が直視可能となる．特に，視交叉は腫瘍により偏位していることがある．手術早期に視神経を同定するため，硬膜切開を視神経管の長軸方向に沿って延長して，視神経管内で視神経を確認することが肝要である 図5 ．

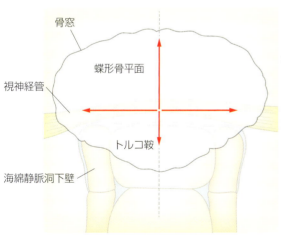

図4 頭蓋底の開窓
頭蓋底の開窓範囲は腫瘍の進展方向によって判断するが，正中では，トルコ鞍前壁 - 鞍結節 - 蝶形骨平面までは必須である．側方は，左右の視神経管を解放する．

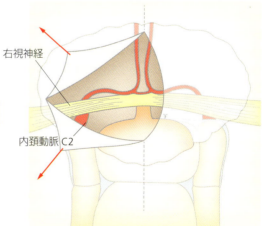

図5 頭蓋底の硬膜切開
標準的な硬膜切開では，正中の縦切開に加えて，左右の視神経管に横切開を追加することにより，視神経，眼動脈，頭蓋内内頸動脈 C2 部の同定が可能になる．しかし，硬膜閉鎖を考慮した硬膜切開が必要である．硬膜切開後，正中では，下垂体，下垂体茎，視交叉，前交通動脈を直視できる．側方では，視神経の下に内頸動脈 C2 を確認することが可能である．

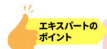

> **エキスパートのポイント**
>
> トルコ鞍周囲には，intercavernous sinus や硬膜内の venous lake などが発達していることがあるため，硬膜切開により静脈性出血に遭遇することがある．バイポーラ凝固による止血は，硬膜が収縮して出血を増大させる可能性がある．このような出血は，硬膜の外層と内層を 5-0 PDS®II 糸を用いて縫合することで対処可能である．狭く深い術野での結紮は容易ではないが，出血のコントロールに必須の手術手技である．このため，筆者は術野外で結び目を作り，その結節を縫合部にすべらすことにより1回目の外科結紮を完成させる方法（cable car knot テクニック）を多用している[5]．

> **SideMemo**
>
> 手術での最大の障害は視交叉である．したがって，下垂体茎の前面に発生し，視交叉の下面で増大する腫瘍（subchiasmatic type）と下垂体茎の後面に発生し，視交叉の後面で増大する腫瘍（retrochiasmatic type）では，手術戦略や難度は著しく異なる．後者では，腫瘍により前下方に圧排された視交叉（prefixed chiasm）が術野を制限する．また，下垂体茎は腫瘍の前面に fanning し，下垂体機能の温存が難しくなる　図6．

6 腫瘍摘出

subchiasmatic type では，前視交叉槽のくも膜を剝離すると，腫瘍被膜が確認できる．一方，retrochiasmatic type では，視交叉下槽のくも膜を剝離すると，prefixed chiasm と下垂体の間に腫瘍被膜を認める．囊胞性腫瘍では，腫瘍被膜を穿刺し，囊胞内容を除去する．subchiasmatic type では，囊胞内容を除去することにより，上方に圧排された視交叉が術野内に下行してくることが多い．まず，正中部で，被膜を切開し腫瘍の内減圧を行う．次いで，鞍隔膜を正中で切開し，下垂体上面を確認しながら，下垂体茎に向かって剝離を進める．下垂体上面から連続性を追跡することで，下垂体茎の同定は比較的容易である．腫瘍被膜が，視交叉下面や鞍隔膜に強く癒着している場合は鋭的に剝離する．正中から鞍隔膜を側方に辿ると，内頚動脈の C2 部である．正中部の摘出腔を利用して，腫瘍被膜を内側に圧迫しながら，側方の剝離を直視下に行うことが重要である．この時点で確認すべき重要構造物は，左右の視神経，視交叉，内頚動脈 C2 部，下垂体茎である．視交叉下面から下垂体茎にかけて第三脳室底に付着した腫瘍を直視下に，鋭的に剝離して，腫瘍の発生母地から全摘出することが可能になる．

> **SideMemo**
>
> 視交叉下部の手術スペースが狭い retrochiasmatic type では下垂体を半側切除することで，術野を拡大する　図7．下垂体茎や上下垂体動脈を損傷しなければ，下垂体機能は温存される．これにより，下垂体の可動性が増し（pituitary transposition），下垂体茎の背面も一部直視できるようになる[5]．

1）Subchiasmatic type

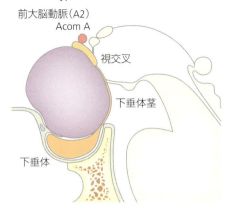
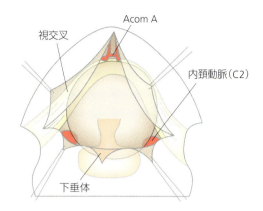

2）Retrochiasmatic type

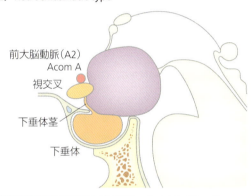
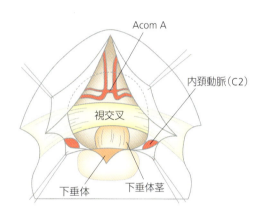

図6　頭蓋咽頭腫の発育パターンとアプローチ
1）：subchiasmatic type では，視交叉が上方に持ち上げられるため，広い術野が確保できる．
2）：視交叉を後方から圧排して prefixed chiasm となる retorochiasmatic type では，術野の確保が困難となる．
　　術野拡大には，下垂体の半側切除が必要となる．

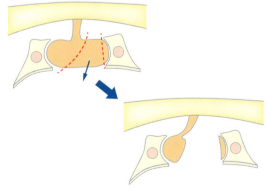
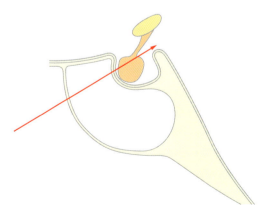

図7　下垂体の半側切除
視交叉下部の術野を拡大するための，最も低侵襲な処置が下垂体の片側切除である．これにより，下垂体機能を温存した術野拡大が可能である．

7 創の閉鎖

硬膜を切開して頭蓋内操作を行った場合は，確実な髄液漏予防の処置が必須である．watertight な硬膜の閉鎖[6]と頭蓋底の形成を組み合わせた multiple layer closure により早期離床が可能となる．術中に watertight な閉鎖が確立されれば，術後の安静臥床が不要になり，髄液漏などの合併症も低減できる．

> **SideMemo**
>
> 硬膜下パッチグラフト法では，硬膜欠損部より大きなサイズの筋膜パッチグラフトを硬膜下に移植する．髄液圧によりパッチグラフトが硬膜に密着することにより，watertight な硬膜閉鎖を達成するものである．しかし，筋膜そのものは，組織にコシがないため，筋膜の片面にフィブリン糊を薄くスプレーして補強する．硬膜欠損部よりも一回り大きなサイズにトリミングして，硬膜欠損部を完全にカバーするように，頭蓋内面にフィットさせる．この硬膜内パッチグラフトを 5-0PDS®II 糸により固定することで，watertight な硬膜閉鎖ができる．
>
> さらに，multiple layer closure のため，脂肪片を圧迫伸展処理することで作成したシート状の脂肪グラフト（pressed fat graft）を硬膜外に移植している．頭蓋底の骨欠損の形状にフィットするように術中に加工したチタンメッシュプレートにより，pressed fat graft を硬膜面に密着させることで，硬膜外から watertight な閉鎖を補強する 図8 ．

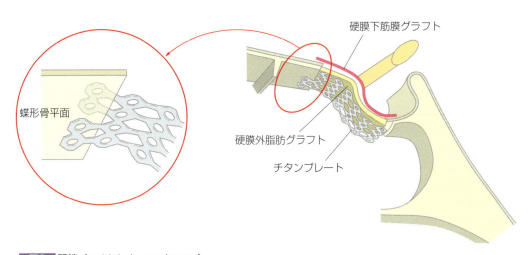

図8 閉鎖（multiple layer closure）
硬膜内筋膜パッチグラフトによる硬膜閉鎖＋硬膜外脂肪グラフトによる補強＋チタンメッシュプレートによる頭蓋底形成

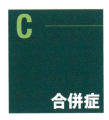
合併症

腫瘍の発生母地である下垂体茎周囲の障害による，下垂体機能障害が最も高率に発生する合併症である．拡大経蝶形骨手術の自験例では，全摘出により約90%に下垂体前葉機能低下，約50%に尿崩症を合併する．

同様に，視交叉下面と腫瘍の癒着が強い場合，その剥離により視機能低下を合併する可能性もある．腫瘍被膜に癒着した Willis 動脈輪からの穿通枝の損傷や摘

出時の第三脳室周囲への機械的損傷により，視床下部障害による過食症，体温調節障害，記銘力低下などの高次脳機能障害などがある．しかし，これらの合併症は，選択する手術術式に関わらず，腫瘍の摘出を高めることにより発生しうる．

一方，拡大経蝶形骨手術で注意しなければならない合併症は，髄液鼻漏と嗅覚障害である．髄液鼻漏とそれに伴う髄膜炎を回避するためには，watertight な硬膜閉鎖と頭蓋底の multiple layer closure が重要である．確実な閉鎖テクニックを習得することで，髄液漏の合併症を 2 〜 3％程度に軽減することは可能である（自験例）．

嗅覚障害とそれに伴う味覚異常は，前方への頭蓋底の開窓を制限することで，回避可能である．しかし，腫瘍が前方や上方の Monro 孔近傍まで増大している場合は，腫瘍前方の視野を確保するため，嗅覚を犠牲にするか，部分摘出とするかの決断が必要である．

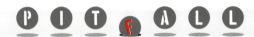

鼻粘膜損傷
鼻中隔から鼻粘膜を剝離する時に亀裂が生じないように注意が必要である．剝離した中隔粘膜を一体として，鼻鏡のブレードで外側に圧排することで，鼻粘膜の損傷を最小限にできる．暴力的に剝離すると鼻粘膜は容易に裂け，術野に裂けた鼻粘膜が垂れ込むことになる．視野を確保するため，余計な鼻粘膜切除が必要になり，術後の嗅覚障害の原因になる．

1 開窓範囲

頭蓋底の開窓が不十分なため，術野が確保できないことがある．特に，側方への展開が重要である．視機能障害を伴うような腫瘍では，腫瘍被膜の側面が直視下に剝離可能なように，左右の視神経管の全貌を露出する必要がある．硬膜の正中縦切開に加えて，左右の視神経管に沿って硬膜を大きく横切開する 図9 ．この術野が，腫瘍摘出前の術野でなければ，安全確実な摘出は困難である．

2 腫瘍血管

硬膜切開後に，くも膜を剝離すると腫瘍被膜が直視できる．腫瘍被膜上を走行する血管は，腫瘍の栄養血管以外に，上下垂体動脈や内頚動脈の穿通枝の可能性がある．これらの血管は，明確に腫瘍栄養血管と断定できるまでは，可能な限り温存することが，術後の視機能障害や下垂体機能障害の軽減に関連する．

3 剝離操作

視交叉下面や下垂体茎周囲は腫瘍の発生母地であるため，癒着が強い．鋭的に境界面を剝離することで，視力障害や下垂体障害を合併することがある．癒着が強い場合は，無理に剝離せず，機能温存を優先して薄く腫瘍被膜を残している．

9. Extended transsphenoidal approach

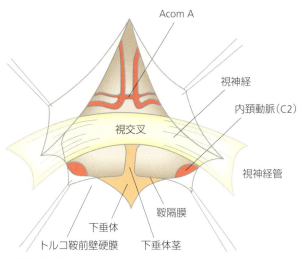

図9 標準的な術野
十字切開した硬膜断端を吊り上げると，左右の視神経，眼動脈，内頚動脈のC2部分が直視可能である．

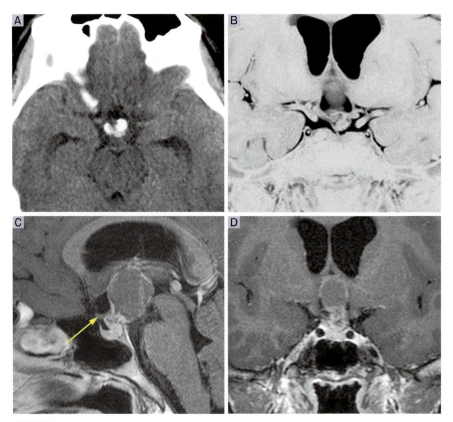

図10 術前画像
A：鞍上部に石灰化像．
B：Heavy T2 冠状断．腫瘍の右側面に下垂体茎を確認できる．
C：Gd 造影 MRI 矢状断．Monro 孔に達する囊胞を伴う腫瘍を下垂体上部に認める．視交叉（矢印）は後方から圧排され prefixed chiasm を呈する．
D：Gd 造影 MRI 冠状断．下垂体上部に実質性腫瘍，第三脳室内に囊胞部分を認める．

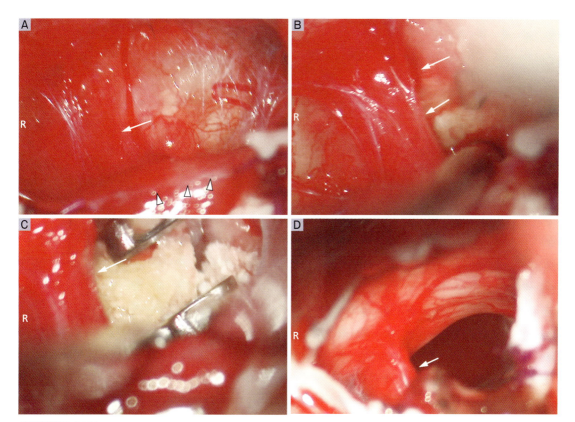

図11 術中写真
A: 下部の下垂体（矢頭）から連続して，右側に縦方向に線維が走行するような組織を認め，菲薄化した下垂体茎（矢印）である．その左側は，白色調の腫瘍被膜で，表面に血管を認める．
B: 下垂体茎（矢印）を腫瘍被膜から剝離した．
C: 下垂体の左側を半側切除し，視交叉下部の手術スペースを確保して，黄色調の腫瘍実質部分を摘出している．右に下垂体茎（矢印）を認める．
D: 腫瘍摘出後，上が視交叉および視交叉下面．右に下垂体茎（矢印）を認める．

このように対処して，比較的早く再発する症例もあるが，再発しない症例も稀ではない．

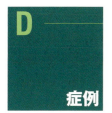

▶21歳男性，水頭症による頭痛，嘔吐で発症した

眼科的精査にて，視力・視野に異常を認めなかった．また，下垂体前葉刺激試験にて，前葉機能低下を認めず，尿崩症も認めなかった．

CTでは，石灰化を伴う鞍上部腫瘍を認めた 図10 ．MRIでは，Monro孔に達する鞍上部囊胞性腫瘍があり，閉塞性水頭症を合併していた．Gd造影により下垂体茎近傍の腫瘍実質部分が造影された．視交叉は腫瘍により下方かつ前方に圧排されprefixed chiasmの像を呈した．Heavy T2画像では，腫瘍の右側前面に薄く伸展した下垂体茎を確認できた．

手術では，頭蓋底の硬膜を十字に切開すると，脳底槽に達した．くも膜を剝離すると（動画1），下垂体と視交叉の間に腫瘍を認めた．被膜上を走行する小血管

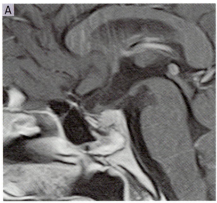 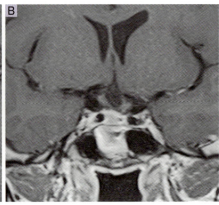

図12 術後3か月のGd造影MRI
A：矢状断．腫瘍の残存，再発はない．
B：冠状断．下垂体の左側は半側切除による欠損．残存腫瘍はない．術前の脳室拡大は消失している．

動画1

動画2

動画3

を鋭的に剥離して極力温存した．腫瘍の前右側に下垂体茎を認め 図11 ，マイクロメスにより腫瘍から鋭的に剥離した．腫瘍の一部は強く石灰化していたため，超音波吸引装置などを用いて摘出した（動画2）．腫瘍の囊胞部分を穿刺すると，モーターオイル様の典型的な内容液が流出した．腫瘍の下端が直視できないため，下垂体の左側を部分切除した（動画3）．これにより，下垂体茎の可動性が増し，下方の術野が広がったため，腫瘍を全周性に剥離できた．幸い，第三脳室内に進展した腫瘍被膜は，周囲に強く癒着していなかったため，視交叉下部の空間から腫瘍を全摘出できた．

術後は一過性の尿崩症を認めたが，視機能異常や永久的なホルモン異常は合併していない．術後のMRIでは，腫瘍は全摘出されている 図12 ．

▪ 文献

1) Kitano M, Taneda M. Extended transsphenoidal surgery for suprasellar craniopharyngiomas: infrachiasmatic radical resection combined with or without a suprachiasmatic trans-lamina terminalis approach. Surg Neurol. 2009; 71: 290-8.
2) 北野昌彦．代表的疾患への対応．5. 頭蓋咽頭腫．In: やっとわかった！拡大経蝶形骨手術．東京：メジカルビュー社；2014. p.136-52.
3) 北野昌彦．拡大テクニック．In: やっとわかった！拡大経蝶形骨手術．東京：メジカルビュー社；2014. p.42-56.
4) Kitano M, Taneda M. Extended transsphenoidal approach with submucosal posterior ethmoidectomy for parasellar tumors. Technical note. J Neurosurg. 2001; 94: 999-1004.
5) 北野昌彦．特殊テクニックと手術器具．In: やっとわかった！拡大経蝶形骨手術．東京：メジカルビュー社；2014. p.58-94.

動画1　http://www.chugaiigaku.jp/images/movie/Cranio/5-8_Kitano_1.mp4
動画2　http://www.chugaiigaku.jp/images/movie/Cranio/5-8_Kitano_2.mp4
動画3　http://www.chugaiigaku.jp/images/movie/Cranio/5-8_Kitano_3.mp4

6) Kitano M, Taneda M. Subdural patch graft technique for watertight closure of large dural defects in extended transsphenoidal surgery. Neurosurgery. 2004; 54: 653-61.

〈北野昌彦〉

CHAPTER 6 ●定位的放射線治療

定位的放射線治療

　前項において，頭蓋咽頭腫に対する根治術として外科的摘出について各エキスパートから詳細に解説がなされている．無症状であっても小腫瘍に関しては組織診断をつける意味でも手術摘出は必須であり，視路や視床下部などを強く圧迫するような大きな腫瘍では減圧も兼ねて手術摘出の意義は大きく，他の良性脳腫瘍と比しても定位的放射線治療を代表とする放射線治療自体が優先されることは基本ない．

　腫瘍と正常脳組織との境界が比較的明瞭である腫瘍に関しては，正常組織にほとんどダメージを与えずに摘出は可能と思われ，手術による完治症例も存在している．しかし，囊胞性病変を含め，視路，視床下部，下垂体柄，穿通枝などとの癒着が強い症例，もしくは顕微鏡下にて肉眼的全摘出できたと思われても一部囊胞壁や腫瘍細胞が残存している症例などにおいては，再発の可能性はきわめて高い．また手術操作に伴う，遠隔再発なども決して珍しくなく，これら残存再発病変に対する放射線治療の担う役割は他の良性脳腫瘍と比較してもかなり大きい．さらに小児および若年発症例などへは，内分泌機能を可能な限り温存することを目標の一つとすれば，侵襲度を考慮した計画的な摘出の度合い，意図的残存後の後治療として高精度放射線治療は欠くべからざるものとなっている．

　これら頭蓋咽頭腫に対する放射線治療は当初，局所分割照射が一般的に行われてきた．腫瘍制御はまずまずの成績が残されてはいるものの，下垂体機能不全などの内分泌機能障害は決して無視できない合併症として多くの報告を得ている．いかに，病巣のみに照射範囲を限局し周囲正常組織への過照射を防ぐかが課題となっていた．これに対し，ガンマナイフが世界最初の定位放射線治療機器として登場した．

SideMemo

ガンマナイフの歴史

1950年代にガンマナイフのプロトタイプ（X線ベース）が登場し，1960年代にガンマ線ベースの治療となった．1990年に国内1号機が日本（東京大学）へ導入された．発案者のレクセル教授の専門は定位機能脳神経外科であり，三叉神経痛に対する開頭不要の非侵襲的治療開発のためにガンマナイフを発案したとされる．しかし，臨床における第一番目の症例は実は頭蓋咽頭腫であったと伝え聞いている．

その後，数多くのガンマナイフによる治療症例経験，治療精度・システム・機種の革新（ガンマナイフ・パーフェクション，サイバーナイフ，IMRT機器などの寡分割照射），そして画像診断機器技術の目覚ましい発展から安全かつ効果的な治療戦略が可能となってきた．日本国内には他国に比し実に多種多様の定位放射線治療機器が数多く導入されており，いまや100台以上の定位放射線治療機器が整っている．つまり，どの地域に居住されていても，患者にとっては非常に恩恵が受けやすい状況となっている一方，どの定位放射線治療を統合治療戦略の中でいつどのように用いるかは混沌としており，画一的手法が存在していないのが現状である．本稿ではその中でも，頭蓋咽頭腫に対するガンマナイフ治療適応・方法・効果・合併症・リスクなどを中心にその臨床的是非と可否について言及し解説していく[1,2]．

A ガンマナイフによる頭蓋咽頭腫治療戦略

当科における頭蓋咽頭腫統合治療戦略では，機能温存を十分に意識した可及的全摘出後の残存箇所を可能な限り小さくし，周囲重要正常脳神経（視路・視床下部）との距離確保を意識している．その上で，安全かつ確実に効果をもたらすべくガンマナイフ治療を実施している．当院および関連施設（三愛病院さいたまガンマナイフセンター）にて，統一化されたガンマナイフ治療コンセプトおよび治療計画技術を基に，2002年8月から2012年12月までの10年間において，頭蓋咽頭腫患者連続51症例55病変を対象にガンマナイフ治療を施した．治療時腫瘍タイプは，嚢胞性が16例，充実性が25例，そして混合性が14例であった．

B ガンマナイフ術前術後の注意点

治療方針と術前評価

基本的に全例，術前後に内分泌内科専門医師による厳格な間脳下垂体機能評価を行い外科手術にて摘出術を施行することを第一優先としている．摘出に関しても，独自の様々なinstrumentを用い可及的全摘出を目指している．その結果，腫瘍体積は中央値で1.0（0.06～13.0）ccほどでガンマナイフ治療へと至っている．しかし，視床下部・視路・下垂体柄への浸潤癒着が強い場合には，機能温存の観点から意図的に腫瘍を一部残存させている．

16例（31％）で2回以上の摘出手術が行われている．オンマイヤリザーバー留置は7例（14％）で腫瘍内嚢胞に対して行われており，定期的嚢胞液吸引や局注化学療法を目的とした．実際に，ブレオマイシン局注は1例に行われた．ガンマナイフ治療前に放射線治療（局所分割や定位的寡分割）が6例（12％）に対して行われていた．外科手術からガンマナイフ治療までの期間は中央値で26（0～240）か月であった．ガンマナイフ治療前合併症として，視機能障害は21例（41％），高次機能障害は10例（19.6％）で認めた．全身状態としてKalnofsky Performance Status（KPS）70未満は5例（10％）であり，内分泌学的に補充療法が必要であったのは41例（80％）であり，尿崩症は28例（56％）であった．

定位的放射線治療

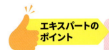
エキスパートのポイント

ガンマナイフ vs サイバーナイフ？

国内におけるガンマナイフ最新機種パーフェクションは革新的なフルモデルチェンジであり，照射精度位置設定は 0.05 mm レベルで可能（実際は 0.1 mm 単位での照射）．ガンマ線照射の絞りにあたる穴（コリメーター）が従来の重いヘルメット上に敷かれた装着システムから，8 枚のセクターと呼ばれる可動式板状遮蔽の上に敷かれたシステムへと変革し本体機器へ直接内蔵された．これにより，照射装置内治療空間が従来の 3 倍に広がり，脳内多発性病変への確実な照射治療はもちろん，脳に限らず上位頸部病変や眼窩・副鼻腔なども治療適応可能病変となっている．また，各セクターを独立して動かすことにより，従来の球状照射野だけでなく，あらゆる形の照射野を作ることが可能となり，さらに病変のみにフィットした照射計画が可能となった．これに対し，サイバーナイフは X 線ベースのロボットアームシステムを搭載した定位放射線治療機器となっている．頭部固定が不要なのが特徴で，ガンマナイフのような高線量一括照射だけでなく，場合によって数日かけて行う寡分割照射ができるのが大きな特徴となっている．照射精度は上記ガンマナイフに比較しシステム上若干劣るものの，それゆえそのフレキシビリティーの高さから頭部以外の全身臓器への照射が可能となった．呼吸同期などにも対応した追尾照射システムも搭載され，肺がんに限らず多臓器におけるがん治療適応が広がっている．さらに最新機では IMRT 機器で標準搭載されているマルチリーフコリメーターが搭載されるようになりガンマナイフ・パーフェクションに負けずとも劣らないこだわりの照射計画治療実践が可能となる．一方で，ガンマナイフもアイコンと呼ばれる最新機器システムがフランスマルセイユ大学に 2015 年 11 月に世界初導入され，サイバーナイフと同様に頭部フレーム固定をせずに寡分割照射を IGRT 搭載下で実施できるようになった．定位放射機器進歩は留まるところを知らないが，それぞれの利点・欠点を十分に勘案し，患者症例の状況でどのように使い分けていくかがわれわれ定位放射線治療を専門とする者たちにとって腕の見せ所となる．

表 1　ガンマナイフとサイバーナイフの治療比較表

	ガンマナイフ・パーフェクション	サイバーナイフ
治療箇所	頭蓋内・上位頸髄	頭蓋内・頭頸部・体幹
線源	コバルト・ガンマ線	X 線
照射回数	一括照射（付属システムにて寡分割照射可能だが汎用性は低い）	一括照射〜寡分割照射
固定	アルミ合金フレーム	シェル・フェースマスク
照射方法	マルチアイソセンター	リニア
長所	超高精度（0.1 mm 精度） 多発病変も容易 機能的脳疾患可能 精度チェックが容易 症例数・疾患治療エビデンス豊富	照射可能箇所が多様 大きな病変も容易 　（最大径は 3 cm 以上でも可能） 追従照射が可能（体幹治療への応用）
短所	フレーム装着による苦痛 頭蓋内病変に限る 現状で大きな病変に向かない	多発病変に時間がかかる 機能的脳疾患に向かない 精度チェックに時間がかかる 疾患治療エビデンスはまだ少ない
好適応疾患	転移性脳腫瘍（腫瘍個数不問．しかし，3 cm 以下が望ましい） 良性脳腫瘍（MRI 描出明瞭） 脳動静脈奇形 機能的脳疾患（三叉神経痛・パーキンソンによる振戦など）	転移性脳腫瘍（腫瘍サイズ不問．しかし 4 個以下が望ましい） 浸潤傾向の強い非良性脳腫瘍 一部のグリオーマ 頭蓋頸部移行部および脊髄病変 上顎癌・眼窩鼻腔内悪性腫瘍 その他全身性臓器

上記より，頭蓋咽頭腫の治療適応はガンマナイフ，サイバーナイフどちらが良いとは絶対的には言い難く，やはり個々の症例や特徴によっての使い分け判断が必要となっているのが現状である．

C ガンマナイフ治療手技

ガンマナイフ治療に関してはAPS（Automatic Positioning System：自動照射位置制御システム）を搭載したモデルCおよびPERFEXIONにて全例施行した．本機械システムでは0.1 mm単位での照射位置設定が可能となっており，治療計画専用コンピュータGamma Plan（ELEKT Instruments AB）にて同様の治療計画を遂行できた．とくに，3D heavily T2WIおよび，その造影画像にて脳槽内における微小解剖学的位置把握は容易となり，腫瘍本体へのconformalかつselectiveな高線量一括照射，および，隣接重要臓器への過照射防御などが意図的に可能となった．腫瘍体積は中央値1.0 ccに対して辺縁線量は中央値12（10～18）Gy, isodose中央値50（46～60）％を用い照射加療を行った．とくに充実性腫瘍に対しては腫瘍への平均線量を上げ十分なエネルギー量を確保するために80％高線領域をなるべく広範囲にもたらせられるよう，内分線領域の均一化（homogenization）を図り，腫瘍単位体積当たりのエネルギー量（Unit Energy）中央値は16.2（14.3～17.8）mJ/ccであった．視路への線量は10 Gy以下を基本として計画し，結果として中央値9.6（0.1～11.9）Gyとなった．

D ガンマナイフによる腫瘍制御

追跡脱落症例はなく，全例で追跡が可能であった．フォロー期間は中央値で71（1～144）か月．そのうち，4例が死亡（1例が腫瘍関連死）．5年後の平均生存率は92％であった．画像解析可能であった53病変のうち，局所再発は16例（30％）に認められた．その再発期間は中央値で40（5～92）か月であり，3年および5年後の局所制御率は88％，67％であった．遠隔再発までの期間中央値は17（9～78）か月であり，3年および5年後の再発率はいずれも11％であった．以上より，5年無増悪生存例は63％（95％信頼区間：40～75％）であった．

E ガンマナイフによる治療後合併症と再発対策

神経機能に関しては改善が6例で認められ，新たに出現もしくは悪化も6例で認められた．

しかし，いずれも腫瘍縮小もしくは増大などの体積変化が原因と考えられ，後者悪化に関しては放射線障害によるものではないと考えている．また，ガンマナイフによる高次機能障害悪化例はなく，内分泌学的機能障害に関して前葉機能障害悪化例は認めなかったが，新たな尿崩症出現は2例（9％）に認めた．一方で，ホルモン補充療法不要となった例が1例（2％），尿崩症に対するDDAVP不要となった例が4例（14％）であった．再発病変に対するその後の追加治療については，局所再発16例に対して，摘出術8例，ガンマナイフ7例，サイバーナイフなど寡分割照射3例で，それぞれ単独もしくは組み合わせて施行した．また，遠隔再発6症例に対して，摘出術2例，ガンマナイフ5例で，同様に単独もしくは組み合わせで施行した．

定位的放射線治療

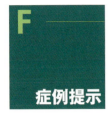
症例提示

▶症例1：ガンマナイフによるコントロール良好例

　68歳男性．2004年5月に右耳側視野欠損を自覚し近医を受診．その後，CT・MRIを施行したところトルコ鞍上部に右視神経内側から視交叉を比較的強く圧排する23 mm大の囊胞性腫瘍を指摘され，2004年9月16日開頭腫瘍摘出術が行われた．病理組織学的診断にて頭蓋咽頭腫であった．術後8 mm大の残存腫瘍を認めるも視野改善あり経過観察となっていた．しかし，腫瘍増大を指摘された．2005年6月に当科へガンマナイフ治療目的に紹介され，同年7月19日に治療を施行した．

　腫瘍は視路とくに左側視神経から視交叉へ強く接触しており，体積は4.2 mLであった．視路への耐容線量を考慮し，辺縁線量10 Gy（50% isodose）にて照射加療を行った（治療の実際手技に関しては前項を参照）図1 図2 図3．

　治療後2週間時に軽度の視野障害と頭痛を自覚．MRIにて腫瘍囊胞成分の軽度増大を認めた．ガンマナイフによる急性炎症に伴う囊胞膨大と考え，同日より内服でステロイド剤を処方した．その後，1～2週で症状は軽快した．腫瘍は半年後より縮小傾向となり，2年経過時には90％以上縮小となった．その後，2014年最終フォロー時（治療後9年）においても再増大・照射野外再発・遠隔再発など一切認めていない 図4 ．内分泌学的にも異常を認めなかった．

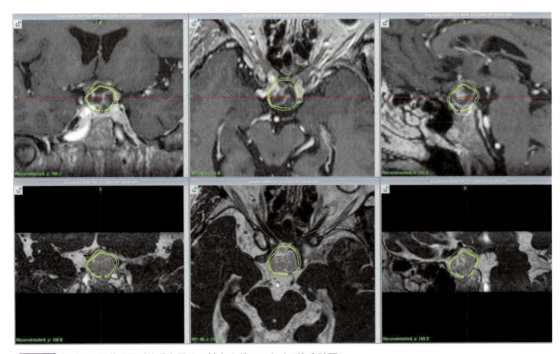

図1　症例1：頭蓋咽頭腫後残存再発に対するガンマナイフ治療計画
上段がGd enhanced T1 WI，下段がGd enhanced 3D Heavily T2 WI画像．左がcoronal view，中央がaxial view，右がsagittal viewである．橙で記した視神経に対して，緑色で記した照射領域（8 Gy）領域が包含せぬよう注意して，腫瘍全体を黄色で記した辺縁線量10 Gy領域が大方囲うよう治療計画を立てている．

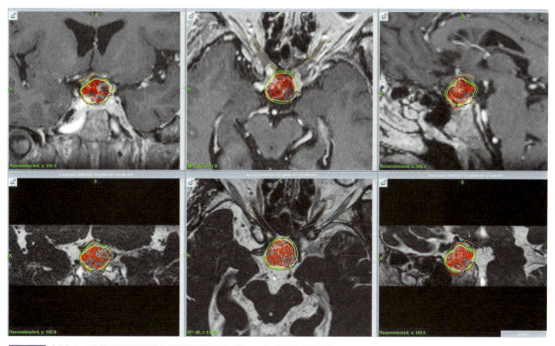

図2 症例1:頭蓋咽頭腫後残存再発に対するガンマナイフ治療計画
図1の治療計画を構成する,各isocenter（照射野）を表示させている.照射による癒着を防止する対策として,各isocenterが腫瘍を大きくはみ出し周囲正常脳神経へ過照射せぬよう注意深く照射計画を立てている.

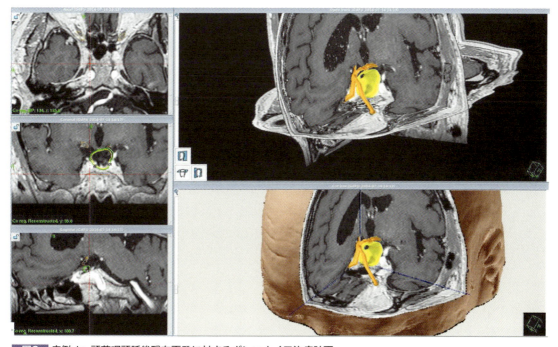

図3 症例1:頭蓋咽頭腫後残存再発に対するガンマナイフ治療計画
図1の照射計画に対してガンマプランにて照射計画を3次元で描出した.腫瘍と視神経との関係が具体的に把握でき,その結果視神経への過照射がないことがわかる.

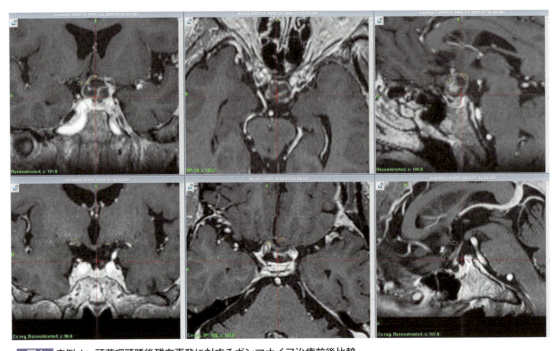

図4 症例1：頭蓋咽頭腫後残存再発に対するガンマナイフ治療前後比較
上段がガンマナイフ前の腫瘍の状況であり，下段がガンマナイフ後9年時の所見である．腫瘍はかなり縮小しほぼ消失している．照射野外および遠隔再発も認められていない．

▶症例2：ガンマナイフによるコントロール不良例

　38歳女性．2001年4月に両耳側半盲にて発症．その後，MRI精査にてトルコ鞍上部病変を指摘され，同年7月に開頭による腫瘍摘出術（大脳半球間裂アプローチ）が施された．残存腫瘍増大を認め，2002年8月に第1回目のガンマナイフ治療（辺縁線量12 Gy・50% isodose）を施行 図5 図6 ．その後，腫瘍は著明に縮小しコントロール良好であったが4年後に照射野外再発を認め 図7 ，2007年2月に第2回目のガンマナイフ治療を施行（辺縁線量12 Gy・50% isodose）．同じく4年間は縮小不変とコントロール良好であったが，再度腫瘍全体的に再発を認め 図7 ，かつこれに伴う視野障害を併発したため経蝶形骨洞的腫瘍摘出術を施した．病理組織学的にMib1 1.8と低値のままであり，悪性所見は一切認めなかった．その後，4年半経過するもいまのところ新たな再発病巣は認めていないが，さらなる経過観察は必要としている．

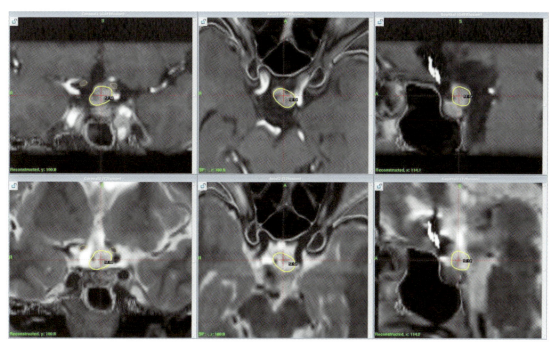

図5 症例2：頭蓋咽頭腫術後残存再発に対するガンマナイフ治療計画
上段が Gd enhanced T1 WI, 下段が Gd enhanced 3D Heavily T2 WI 画像. 左が coronal view, 中央が axial view, 右が sagittal view である. 腫瘍全体を黄色で記した辺縁線量 12 Gy 領域が大方腫瘍を囲うよう治療計画を立てている（計算上視路への被曝線量は上限で 10 Gy としている）.

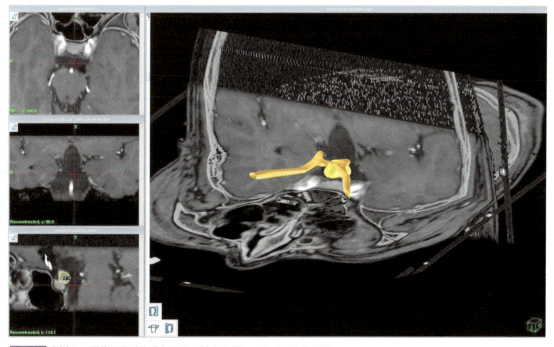

図6 症例2：頭蓋咽頭腫後残存再発に対するガンマナイフ治療計画
図 5 の照射計画に対してガンマプランにて照射計画を 3 次元で描出した. 腫瘍と視神経との関係が具体的に把握でき, その結果視神経への過照射がないことがわかる.

定位的放射線治療

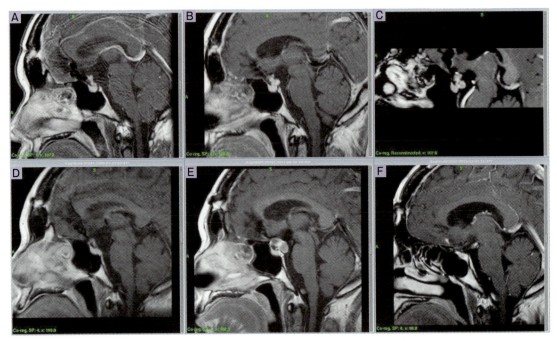

図7 症例2：頭蓋咽頭腫後残存再発に対するガンマナイフ治療後フォローMRI画像
Enhanced T1WIによるsagittal viewにて照射部位の主だった箇所の腫瘍変化を継時的に並べている．
Aは第1回目ガンマナイフ治療2年後：腫瘍は著明縮小．
Bは第1回目ガンマナイフ治療4年後：腫瘍後方照射野外に小さく腫瘍再発．
Cは第2回目ガンマナイフ直前：再発部は急速に増大．
Dは第2回目ガンマナイフ治療2年後：腫瘍は著明縮小．
Eは第2回目ガンマナイフ治療4年後かつ第2回目手術直前：既存照射箇所も含め腫瘍が全体的に再発増大．
Fは第2回目手術後4年：再発なく経過している．

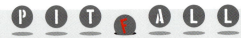

ガンマナイフにおける腫瘍制御予後因子と治療好適応

腫瘍局所制御に影響を与える可能性のある因子について，Cox比例ハザードモデルによる探索的解析を施行した結果，腫瘍嚢胞成分を持つタイプ，および過去の放射線治療歴があるものが有意に再発リスク因子に挙げられた．一方で，年齢や腫瘍体積に関して有意差は認められず，照射線量に関して線量が高いほど局所制御率が高くなる傾向はあったが，統計学的有意差は認められなかった．つまり，頭蓋咽頭腫に対するガンマナイフ治療好適応は，MRI画像上で病変がしっかりと限局して描出できる充実性腫瘍かつ，視神経・視床下部など重要正常脳神経との距離が十分に保てている小さめの腫瘍となる．

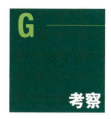

G 考察

　頭蓋咽頭腫治療を考える上で,「外科手術＋放射線治療」としての統合治療戦略が機能温存を最大限活かした上での根治を目指す最大の治療指針になると考えている．しかし,外科手術に関して,前項のように多種多様の目覚ましい技術的躍進,数多くのアプローチなどから摘出率・安全性の向上について多くの報告がなされ,術者ごとにコンセプトが異なっているように学術会議における講演では感じる．一方で,高精度放射線治療に関しても,ガンマナイフのような高線量一括照射(1日)から,サイバーナイフやIMRT機器のような寡分割照射(数日から数週),そして一般的な局所分割照射(数週以上)まで多種多様であり,これも治療医でもってコンセプトが分かれているのが現状である．「外科手術＋放射線治療」統合治療戦略とは言っても,組み合わせが多種多様あり,互いの専門領域に関して互いの理解はまだ薄いのが現状と感じている．そこで,現状打開のニーズと捉え,2015年横浜で著者が主催した第12回国際定位放射線治療学会学術大会では,この頭蓋咽頭腫治療をメイン・ディベート・セッションの一つに掲げ,互いの交流を深め,それぞれの最新事情についてディスカッションを行うことができた．その上で,現在考え得る「外科手術＋放射線治療」統合治療戦略は以下の3つである：

（1）部分摘出（嚢胞性であればオンマイヤ留置）＋局所分割照射治療
（2）亜全摘出＋寡分割照射
（3）おおよそ全摘出＋高線量一括照射

　Iannalfiらは,過去43の臨床研究(患者数1716名)に及ぶ頭蓋咽頭腫に対する放射線治療(手術および照射治療方法の比較)長期成績比較を行っており,上記3項の腫瘍成長制御率はどれもあまり大差がなかったと報告している．とくに(2)に関して,腫瘍成長制御は10年で77～100％,20年で66～92％であったと報告している．一方で,5歳以上の小児例および成人例,最長径が4cm以下,かつpre-chiasma locationで視床下部との癒着がないものは積極的手術も推奨されるとしているが,多くの症例においてはやはり手術侵襲に伴う合併症は避けられないところでもあり,内分泌機能障害などの有害事象を考慮すれば,「(2)亜全摘出＋寡分割照射」が最も適した治療法であったと言及している．治療計画においても腫瘍浸潤性傾向から,画像で描出できている腫瘍辺縁に2～5mmほど足した領域をすべてカバーし照射加療することを勧めている．照射線量も一括照射線16Gy相当で行う方が制御率は高いと報告している[3]．

　(1)における局所分割照射による腫瘍成長制御率は,(2)および(3)による治療方法に比較し意外に悪くはないが,pituitary and hypothalamic dysfunction, neurological morbidity, neurocognitive and neuropsychological dysfunction, radiation induced neoplasmsなどの合併症リスク可能性は無視できないため,可能であればそれら腫瘍隣接正常脳神経組織を直接過照射から保護できる定位放射線治療が選択されるべきであろうと推奨している[4]．

　頭蓋咽頭腫に対するガンマナイフ治療成績は文献的に5年時腫瘍成長制御率60～70％と報告されている[2]．その原因として,周囲重要正常組織(とくに視

路・視床下部）の耐容線量が 10 Gy 以下と低いことから，これらに隣接している腫瘍では抗腫瘍効果をもたらすために必要な線量が十分に選べないこと．そして，脳槽内詳細病変描出のために最近頻用している 3D heavily T2 WI 超薄スライス像をもってしても，腫瘍細胞や嚢胞壁レベルの描出は不可であり，未照射ゆえに周辺再発してしまうことが理由として考えられた．つまり，頭蓋咽頭腫は良性腫瘍とは言えども，上記腫瘍特徴的な観点から，独自の 0.1 mm 単位での治療計画を駆使するガンマナイフ治療では，所詮画像情報だけでは全てのカバーリングが現実的に困難であり，これ以上の腫瘍成長制御率を確保することに関して現状の数値が限界ではないかと考えている．

　以上から，「（3）おおよそ全摘出＋高線量一括照射」を最初から意図として治療戦略を立てるというよりは，手術による摘出率の度合いや腫瘍の性状から術後放射線治療は寡分割とすべきか一括照射でも可能なのかをフレキシブルに考え，残存が明らかな場合は再発増大時でなく，計画的にどの時期にどの定位放射線治療を選択すべきかを考慮していくべきではないかと著者らは考えている．画像診断機器および定位放射線治療機器も日進月歩の勢いで進化を続けているため，今後さらなる症例数を重ね，より安全かつ確実な治療戦略を確立できるよう目指していきたい．

　謝辞
　今回，本稿を担当しまとめるにあたって，資料提供を頂いた三愛病院さいたまガンマナイフセンター長・小原琢磨先生，そして本学および三愛病院データをまとめ統計処理を行って頂いた相沢病院ガンマナイフセンター長・四方聖二先生には多大のご協力を賜り，この場を借りて感謝の意を表します．

▪ 文献

1) 四方聖二，林　基弘. 頭蓋咽頭腫に対するガンマナイフ治療. 脳神経外科ジャーナル. 2015; 24（8）; 535-43.

2) Yomo S, Hayashi M, Chernov M, et al. Stereotactic radiosurgery of residual or recurrent craniopharyngioma: new treatment concept using Leksell gamma knife model C with automatic positioning system. Stereotact Funct Neurosurg. 2009; 87（6）: 360-7.

3) Iannalfi A, Fragkandrea I, Brock J, et al. Radiotherapy in craniopharyngiomas. Clin Oncol (R Coll Radiol). 2013; 25（11）: 654-67.

4) Mortini P, Gagliardi F, Boari N, et al. Surgical strategies and modern therapeutic options in the treatment of craniopharyngiomas. Crit Rev Oncol Hematol. 2013; 88（3）: 514-29.

〈林　基弘　川俣貴一〉

CHAPTER 7 ●病理所見

1 組織型，mutation

病理学的定義

頭蓋咽頭管（ラトケ嚢）の遺残上皮に由来すると考えられる，嚢胞形成を伴う鞍上部の良性上皮性腫瘍．WHO grade I[1)]

亜型

- エナメル上皮腫型頭蓋咽頭腫 adamantinomatous craniopharyngioma
  好発年齢：子供（5～15歳）と成人（45～60歳）に2峰性のピークを持つ．
- 乳頭型頭蓋咽頭腫 papillary craniopharyngioma
  好発年齢：成人（平均40～55歳）

A 病理学的所見

1 肉眼所見

エナメル上皮腫型頭蓋咽頭腫は表面平滑または微細顆粒状灰赤色の充実性腫瘤で，しばしば嚢胞を形成する．嚢胞内には「機械油様」と形容される，きらきらと輝く微細なコレステリン結晶を含んだ暗緑褐色の内容液を有する．石灰化や黄色調のコレステリンの沈着を認めることが多い．腫瘍は周囲の脳，血管，脳神経に癒着することがある．乳頭型頭蓋咽頭腫は境界明瞭な充実性腫瘍で，嚢胞形成はまれで，機械油用の嚢胞液や石灰化を認めない．

2 組織学的所見

①エナメル上皮腫型頭蓋咽頭腫

歯原性腫瘍であるエナメル上皮腫に類似した組織像を示す．上皮が網目状の索状配列をきたして多数の嚢胞を形成したり 図1A ，エナメル芽細胞に似た細胞を含む特徴的な上皮細胞がクローバーの葉のような不規則な形状の胞巣形成を呈し，充実性の増殖を示す 図1B ．胞巣の辺縁部が基底層に当たり，腫瘍細胞の核は柵状に配列する．間質はしばしば水腫状に変性し，弱拡では篩状の組織構築に見えることがある 図1A ．胞巣内部では細胞間が離開し星芒細胞の網状構造(stellate reticulum)を呈する部分や，腫瘍細胞の渦巻き構造を認める．また，好酸性角化物の集塊である wet keratin の形成を伴う 図1C ．Wet keratin は核が抜けた幻影細胞（ghost cell）の集簇からなり，その存在が認められれば，特徴的な上皮成分が少ない標本でも，エナメル上皮腫型頭蓋咽頭腫の診断根拠となる 図1D ．周囲脳組織には Rosenthal 線維の出現を伴う強いグリオーシスが見られ，グリオーシスの中には腫瘍が指状に進展して，小胞巣を形成している像を

1. 組織型，mutation

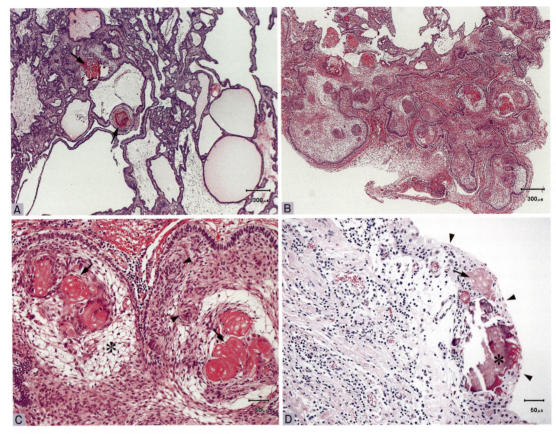

図1　エナメル上皮腫型頭蓋咽頭腫の組織像1
A: 腫瘍上皮の索状配列と多数の囊胞形成．石灰化（矢印）を伴う．B: 不規則な形状の胞巣形成．C: 胞巣の拡大図．丈の高い基底層上皮の柵状配列，胞巣の充実性状増殖と網状構造 stellate reticulum（＊），渦巻き構造（矢頭），wet keratin（矢印）を認める．D: 上皮成分（矢頭）が少なく特徴的な組織構築に乏しい標本でも wet keratin（矢印）や石灰化（＊）を認めれば，エナメル上皮腫型頭蓋咽頭腫と診断できる．Bar = 300 μm（A, B），50 μm（C, D）

見受けることがある 図2A ．角化細胞巣の石灰化，コレステリン結晶の沈着，肉芽腫性変化，線維化などの2次性変化をしばしば伴う 図2B ．

　増殖能は一般に低く，Ki-67 で標識される増殖期の細胞は概ね基底層の柵状配列を示す細胞に限られる 図2C ．後述する β-catenin の遺伝子変異に伴う核移行が免疫染色によって示され，核染色は渦巻き形成や wet keratin 周囲の腫瘍細胞に顕著である 図2D ．

②乳頭型頭蓋咽頭腫

　境界鮮明な充実性腫瘍で，よく分化した重層扁平上皮の乳頭状増殖から成る 図3A 　図3B ．基底細胞層の細胞は丈が低く，エナメル芽細胞に似た細胞は見られず，表層に向けて豊かな好酸性の胞体を有する多角形の上皮に分化し，厚く重層化する．しかし，角化や石灰化は見られない．表層に線毛上皮や杯細胞を認めることがあり 図3C ，それが顕著な場合，ciliated craniopharyngioma として報告されている[2]．エナメル上皮腫型と異なり，β-catenin は細胞膜にとどまり，核移行を認めない 図3D ．

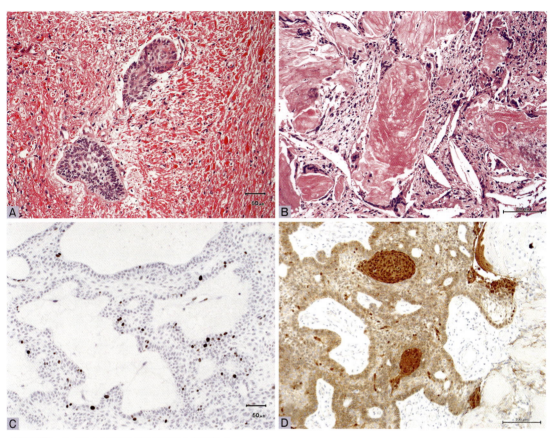

図2 エナメル上皮腫型頭蓋咽頭腫の組織像2
A: 周囲脳組織に浸潤する腫瘍組織．周囲脳にはおびただしい量のRosenthal線維の出現を伴う高度のグリオーシスを呈している．B: コレステリン結晶の沈着や異物巨細胞の出現を伴う肉芽腫性変化がwet keratinを囲んでいる．C: Ki-67陽性細胞は基底層の細胞にほぼ限られる．D: β-cateninに対する免疫染色．主に腫瘍細胞のシート状増殖の中心部（渦巻き構造）でβ-cateninの核移行を認める．Bar = 100 μm（A, C），50 μm（B, D）

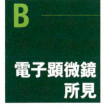

通常光顕所見のみで診断可能なので電子顕微鏡的検索が必要とされることは少ない．エナメル上皮腫型頭蓋咽頭腫では，腫瘍細胞はしばしば互いに癒合する径5～6 nmの張原線維tonofilamentを豊富に有し，デスモゾームにより相互に接着している．角化細胞では張原線維が集簇して径0.2～0.7 μmの線維束tonofibrilを形成している．この線維束に直径0.15～0.5 μmの類円形小体が多数付着し，石灰化の場となっているとされる[3]．

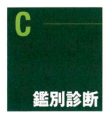

①トルコ鞍部黄色肉芽腫

トルコ鞍内にコレステリン結晶の沈着，泡沫状マクロファージや異物巨細胞の出現，リンパ球・形質細胞浸潤，局所的な壊死，ヘモジデリンの沈着を示す肉芽腫性病変である．先述のエナメル上皮腫型頭蓋咽頭腫の黄色肉芽腫性変化との鑑別が問題になる．頭蓋咽頭腫との差異として，思春期から若年成人に好発すること（平均27歳），トルコ鞍内に限局した小型の病変であること，内分泌症状がよ

1. 組織型，mutation

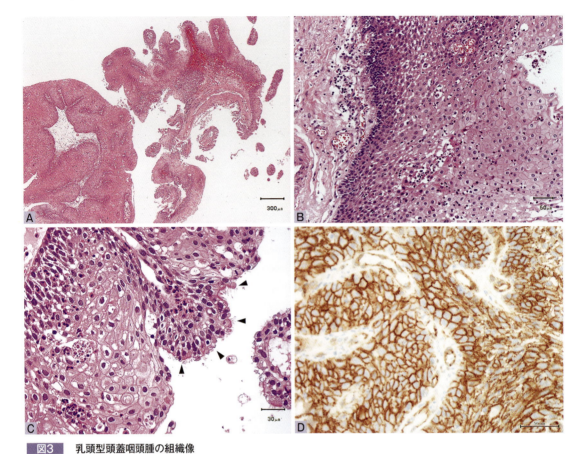

図3　乳頭型頭蓋咽頭腫の組織像
A: 腫瘍細胞のシート状ないし偽乳頭状増殖．B: よく分化した扁平上皮のシート状増殖．基底層から多角形上皮に分化がみられるが，エナメル芽上皮に似た配列や，角化および石灰化を認めない．C: 表層に線毛上皮や杯細胞を認めることがある（矢頭）．D: β-catenin に対する免疫染色．β-catenin は細胞膜に局在し，核移行を認めない．Bar = 300 μm（A），50 μm（B, D），30 μm（C）

り高度であること，石灰化や視神経障害の頻度がより低いこと，術前経過がより長い傾向にあること，周囲組織との癒着が少なく摘出が容易であり予後がより良好であることが挙げられる．組織学的には局所的に扁平上皮，線毛上皮や，立方上皮に囲まれた管腔などの上皮成分を認めることがあるが，基底層の顕著な柵状配列や wet keratin の形成を伴うエナメル上皮腫様の上皮を含まない[4]．

②ラトケ嚢胞の扁平上皮化生　図5

　ラトケ嚢胞を裏打ちする線毛上皮が慢性炎症細胞浸潤を伴って，扁平上皮化生を起こすことがあり[5]，乳頭状頭蓋咽頭腫との鑑別が問題になることがある．鑑別点として，画像上，腫瘤形成を伴わないトルコ鞍内の単純な嚢胞であること，組織学的に重層扁平上皮と単層線毛上皮との移行部やコロイド様の嚢胞内容物を認めることが挙げられる．

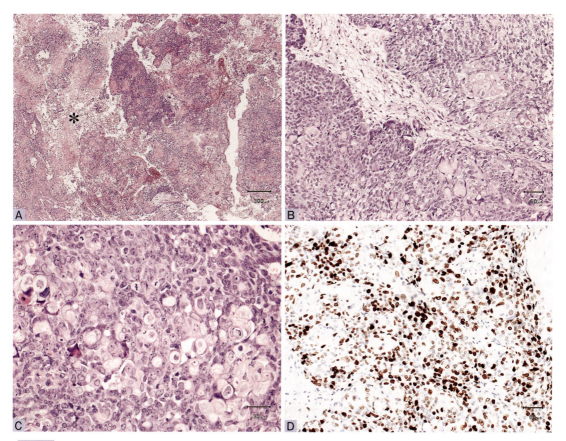

図4 放射線照射後に悪性転化した頭蓋咽頭腫

A: 壊死巣（＊）を含む充実性ないし偽乳頭状の細胞増殖．B: 小さな wet keratin の結節が不規則に出現し，上皮様腫瘍細胞の密なシート状増殖からなり，極性が乱れている．C: 核の大小不同，明瞭な核小体を認める．多数の核分裂像が認められる．D: Ki-67 に対する免疫染色で高い陽性率を示す．Bar ＝ 300 μm（A），50 μm（B, D），30 μm（C）

SideMemo

悪性頭蓋咽頭腫 図4

悪性の頭蓋咽頭腫は極めて稀で，これまでに 20 例が報告されているに過ぎず，その多くが放射線治療後に悪性転化によって生じたものである[6]．悪性頭蓋咽頭腫の病理診断に確立された基準はないが，これまで報告された症例では核分裂像の増加，基底膜の破綻，浸潤性の増殖，凝固壊死巣の存在，p53 蛋白の核への集積などが認められ，扁平上皮癌様の組織像を呈するものが多いが[7]，odontogenic ghost cell carcinoma や low-grade myoepithelial carcinoma との類似性を示す報告がある[8]．

1. 組織型，mutation

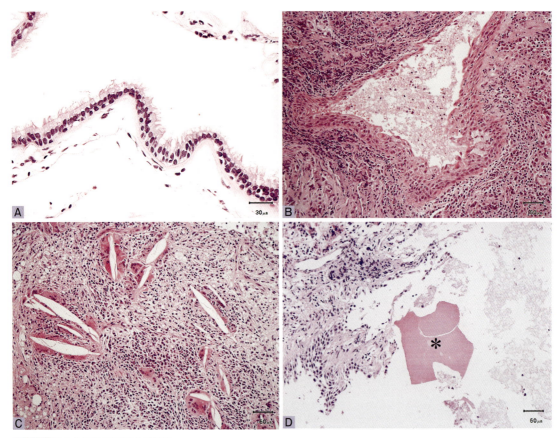

図5 ラトケ嚢胞の扁平上皮化生
A: ラトケ嚢胞の線毛上皮と杯細胞からなる単層上皮．B: 扁平上皮化生し，重層化したラトケ嚢胞の上皮．間質に強い慢性炎症所見を認める．C: 時に黄色肉芽腫性変化を伴うことがある．D: コロイド様の嚢胞内容物（＊）が見つかればラトケ嚢胞としての診断的価値がある．Bar = 30 μm（A），50 μm（B-D）

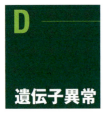
遺伝子異常

①エナメル上皮腫型頭蓋咽頭腫

70％以上の症例でWntシグナル系の主要蛋白である β-catenin の遺伝子 *CRNNB1* に変異を認める．そのほとんどがエクソン3内の変異であり，β-catenin の安定化および核移行促進の方向に働き，Wntシグナル系の過活性化をもたらす[9,10]．

②乳頭型頭蓋咽頭腫

95％の症例で *BRAF* 遺伝子のエクソン15にBRAF p.Val600Gluの遺伝子変異を認める[9]．この遺伝子変異はMAPキナーゼ系の恒常的な活性化をもたらすことが知られている．

▪ 文献

1) Buslei R, Rushing EJ, Giangaspero F, et al. Craniopharyngioma. In: Louis DN, et al. editors. WHO Classification of Tumours of the Central Nervous System. Lyon: IARC press; 2016. p.324-8.

2) Matsushima T, Fukui M, Ohta M, et al. Ciliated and goblet cells in craniopharyngioma. Light and electron microscopic studies at surgery and autopsy. Acta Neuropathol. 1980; 50: 199-205.

3) 佐藤一史, 久保田紀彦, 林 実, 他. 頭蓋咽頭腫における石灰化巣形成過程の電子顕微鏡的観察. Neurol Med Chir (Tokyo). 1988; 28: 123-7.

4) Paulus W, Honegger J, Keyvani K, et al. Xanthogranuloma of the sellar region: a clinicopathological entity different from adamantinomatous craniopharyngioma. Acta Neuropahol. 1999; 97: 377-82.

5) Hama S, Arita K, Nishisaka T, et al. Changes in the epithelium of Rathke cleft cyst associated with inflammation. J Neurosurg. 2002; 96: 209-10.

6) Negoto T, Sakata K, Aoki T, et al. Sequential pathological changes during malignant transformation of a craniopharyngioma: A case report and review of the literature. Surg Neurol Int. 2015; 6: 50.

7) Gao S, Shi X, Wang Y. Malignant transformation of craniopharyngioma: case report and review of the literature. J Neurooncol. 2011; 103: 719-25.

8) Rodriguez FJ, Scheithauer BW, Tsunoda S, et al. The spectrum of malignancy in craniopharyngioma. Am J Surg Pathol. 2007; 31: 1020-8.

9) Brastianos PK, Taylor-Weiner A, Manley PE, et al. Exome sequencing identifies BRAF mutations in papillary craniopharyngiomas. Nat Genet. 2014; 46: 161-5.

10) Martinez-Barbera JP. Molecular and cellular pathogenesis of adamantinomatous craniopharyngioma. Neuropathol Appl Neurobiol. 2015; 41:721-32.

〈鈴木 諭 岩城 徹〉

CHAPTER 7 ●病理所見

2 ラトケ囊胞との関係

　頭蓋咽頭腫は胎生期の遺残（ラトケ囊）から発生するとされるトルコ鞍部の上皮性腫瘍で，現行 WHO 分類では，良性腫瘍 grade 1 に入る[1]．解剖学的に言うラトケ囊胞，臨床的に経過観察可能なラトケ囊胞，外科的介入を必要とする臨床的ラトケ囊胞，そして，いくつかの亜型を含む頭蓋咽頭腫はいずれも，トルコ鞍部の囊胞性病変としてまとめることができるが，互いに移行するか，全く別の病変であるか，明らかでない．頭蓋咽頭腫は悪性を示唆する組織所見は乏しいが，特にエナメル上皮腫型の場合，周囲脳組織へ浸潤性に増生するため局所的には非常に aggressive で，このトルコ鞍部囊胞性病変の中でも経過不良な腫瘍である．病理組織学的には囊胞性病変の連続的な変化のある一点を見ているようであるが，遺伝子発現解析では全く別の疾患とも言える．頭蓋咽頭腫の詳細な組織像や遺伝子変化については前項を参照していただき，この項ではラトケ囊胞との臨床病理学的な違いに焦点を当て，実際の病理診断での鑑別ポイントを述べる．

A 頭蓋咽頭腫の組織像

　頭蓋咽頭腫は，①エナメル上皮腫型，②扁平上皮乳頭型に分類される．

　①エナメル上皮腫型は，基底細胞様細胞の密な増生からなり，無核の陰影細胞 ghost cell を含む wet keratin，ケラチン様物質，石灰化や骨化，大小の囊胞を含む 図1．周囲組織への浸潤性増殖が目立つため，脳組織への浸潤がしばしばみられ，周囲に Rosenthal fiber の目立つグリオーシスを伴う．腫瘍先進部で viable な腫瘍細胞を欠き，wet keratin や石灰化のみ残存することも多い 図2．②扁平上皮乳頭型では，角化や顆粒層の目立たない重層扁平上皮が乳頭状に増殖する 図3．乳頭構造には血管を含むやや太い茎構造があり，内腔に突出するように増生する．wet keratin や石灰化などは認めない．

　また，③線毛上皮型という亜型の報告が散見される．腫瘍実質成分が乏しく，ほぼ平坦な囊胞壁からなる．呼吸線毛上皮様細胞に覆われた囊胞性病変で，細胞内粘液を持つ杯細胞や上皮の多層化がみられ，周囲の炎症が目立つ 図4．この亜型は教科書的には採用されていないが[1,2]，当院の経験では，外科的介入を要するラトケ囊胞と異なり，約 30％が再発症例である．このため，③線毛上皮型の概念は必要と考える[3]．

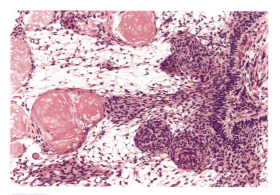

図1 エナメル上皮腫型頭蓋咽頭腫
好酸性の wet keratin と基底細胞様細胞の増生を認める．

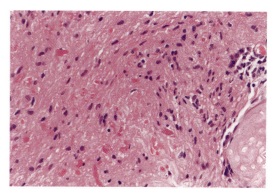

図2 エナメル上皮腫型頭蓋咽頭腫は脳組織に浸潤性に増殖した場合，周囲に Rosenthal fiber やグリオーシスを伴う．

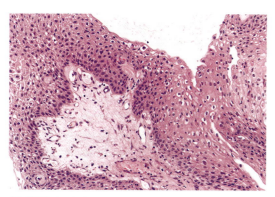

図3 扁平上皮乳頭型頭蓋咽頭腫
重層扁平上皮の乳頭状増生を認める．

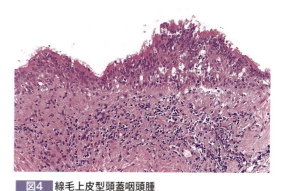

図4 線毛上皮型頭蓋咽頭腫
ラトケ嚢胞に比し重層化が強い．杯細胞や線毛がみられる．

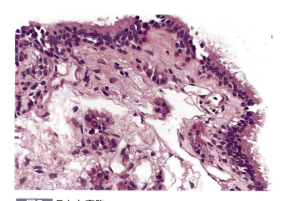

図5 ラトケ嚢胞
直下に前葉組織がみられる．

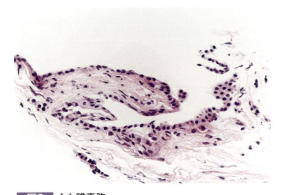

図6 くも膜嚢胞
単層立方上皮が覆っている．

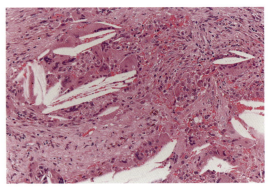

図7 黄色肉芽腫
このような組織像のみ認めた場合，再度標本作成するなど，嚢胞性疾患の鑑別が必要である．

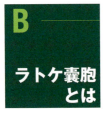

B ラトケ嚢胞とは

　2〜3層までの多列線毛上皮に覆われた単一嚢胞性病変である．結節状のコレステリン肉芽腫や上皮下の厚いヒアリン化を伴うことは少ない．嚢胞壁直下に前葉組織を認め，軽度のリンパ球浸潤を伴う症例が多い**図5**．やや多層化が目立ち少数の杯細胞を持つ場合は，③線毛上皮型頭蓋咽頭腫と鑑別を要する．重層扁平上皮が目立つ嚢胞性病変の場合は，ラトケ嚢胞の扁平上皮化生，奇形腫や表皮嚢胞，扁平上皮乳頭型頭蓋咽頭腫の平坦部との鑑別が困難なことがある．また上皮成分が単層でごく菲薄に進展されている場合，くも膜嚢胞**図6**との鑑別が問題となり，EMA染色が役立つ．

　臨床所見で病変内結節性成分の有無を確認すること，組織所見で重層扁平上皮内乳頭状茎構造，杯細胞，線毛の有無など，十分に検討する必要がある．

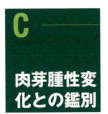

C 肉芽腫性変化との鑑別

　いずれの嚢胞性病変でも慢性炎症を周囲に伴う．また嚢胞上皮直下には，膜様のヒアリン化，線維化瘢痕の形成がみられ，時にコレステリン結晶の目立つ肉芽腫性炎症が認められる**図7**．組織所見上は，互いの組織亜型の特徴を併せ持つ移行的症例や，場所による差がある症例，一部にラトケ嚢胞様成分を持つ症例もある．

　下垂体腫瘍として提出された検体でごく稀に，針状のコレステリン結晶（HE標本では作製過程で融解するため裂隙となる），異物巨細胞，泡沫状マクロファージ（xanthoma cell）やヘモジデリン沈着等を含む肉芽腫性病変のみを認めることがある．この場合病理診断はトルコ鞍部黄色肉芽腫となるが，嚢胞性病変の一部を見ていることが多く，深切りなどの追加標本作成により，ごく少量の上皮成分を認めることがある．上皮がみられた場合には上記嚢胞性病変の鑑別が可能となる．ラトケ嚢胞やくも膜嚢胞では，多数のコレステリン裂隙を伴うような激しい肉芽腫性変化は少ない．肉芽腫性変化は下垂体腺腫の卒中等に随伴して認められることもある．

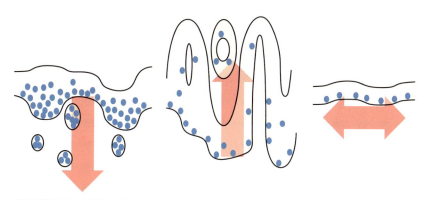

図8 頭蓋咽頭腫の増生形態のシェーマ
左が①エナメル上皮腫型の浸潤性増生，中央が②扁平上皮乳頭型の乳頭状増生，右が③線毛上皮型の平坦型増生．

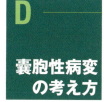

D 囊胞性病変の考え方

　頭蓋咽頭腫3型の増殖形態を簡便に表現すると，周囲脳組織への浸潤が強い①浸潤性発育を示すエナメル上皮腫型，囊胞内腔へ向かって②乳頭状に増殖する扁平上皮乳頭型，あるいは囊胞内腔を覆うだけで周囲浸潤傾向の乏しい③平坦な線毛上皮型と考えられる　図8．ラトケ囊胞など他の囊胞性疾患も増生パターンはこの平坦型に相当する．ただし，エナメル上皮腫型であっても結節形成部分以外に，薄く平坦な上皮でおおわれた部分を併せもつことも多い．HE像のみで鑑別困難な場合には，β-カテニンやBRAF V600Eなどの免疫染色を積極的にとり入れることを考慮したい．

おわりに

　頭蓋咽頭腫は囊胞性病変のうちの腫瘍である．ラトケ囊胞は腫瘍性病変ではなく，囊胞開放術などが可能な貯留囊胞で，上皮に異型や増生は認めない．しかし今の組織学的定義は，病変の臨床的経過予測には曖昧かつ不十分であり，臨床像を十分に考慮した再編などが必要と考えられる．

■文献

1) Buslei R, Paulus W, Rushing EJ, et al. Craniopharyngioma. In: Louis DN, et al. editors. WHO Classification of Tumours of the Central Nervous System. Rivised (4th Edition). Lyon: IARC Press; 2016. p.324-8.
2) Asa SL. Craniopharyngima. In: Silverberg SG, editor. Tumors of the pituitary gland. Washington DC: AFIP; 2011. p.207-16.
3) 岡田満夫，西岡　宏，福原紀章，他．ラトケ囊胞とciliated craniopharyngiomaの臨床像の比較．福島：第26回日本間脳下垂体腫瘍学会；2016年2月．

〈井下尚子〉

CHAPTER 8 ●成人術後管理

1 水・電解質・内分泌管理

頭蓋咽頭腫はその伸展方向や大きさにより，下垂体機能障害に加えて，視床下部障害も生じ得る．視床下部は内分泌機能，代謝機能，体温調整，摂食・飲水行動を制御することから，視床下部が障害されると homeostasis の維持が困難となる．そのため，頭蓋咽頭腫の術後管理は一般的な下垂体腺腫よりさらに慎重を期する必要がある．本項では，周術期から術後慢性期における水・電解質・内分泌管理のポイントを解説する．

A 周術期管理

脳神経外科手術の中でも，頭蓋咽頭腫の周術期管理は最も困難であると言っても過言ではない．第三脳室前部にある渇中枢の障害や意識障害によって飲水による血漿浸透圧の維持が困難になり，容易に電解質異常をきたす．高ナトリウム血症による死亡例の報告もあり[1]，脳神経外科，麻酔科，内分泌内科の連携のもと，周術期の安全性を確保する必要がある．

1 術前管理

頭蓋咽頭腫患者は，手術前に約7割で下垂体機能障害を合併している[2]．周術期の合併症を防ぐため，手術までに不足するホルモンの補充を行っておく．甲状腺ホルモンが不足している状況下では，術後に気道狭窄を引き起こすことがある[3]．下垂体機能が全般的に障害されている場合，甲状腺ホルモンの補充前に，ステロイドホルモンの投与を先行させる．術前に性ホルモン，成長ホルモン（GH）を補充する必要はない．仮面尿崩症を合併している場合，ステロイドホルモンの投与により尿崩症が顕在化することがある．

SideMemo

下垂体前葉機能低下症は難病医療費助成制度の対象疾患となっている．臨床症状や内分泌検査において診断基準を満たした場合には，地方自治体に申請を行うことで医療費の助成が受けられる．診断基準は今後変更されることもあり，随時，ホームページなどで確認する必要がある．

2 術中管理

術中の電解質，尿量管理は難易度が高く，経験のある麻酔科医に管理を依頼する．また，術前に ACTH の分泌障害がなかった症例でも術中に下垂体機能を喪

失する可能性が高く，十分量のステロイドホルモンを補充しておく．

> **SideMemo**
>
> **ステロイドホルモン補充の一例**
> 手術当日朝：通常量の朝の内服　例：hydrocortisone（コートリル®）10 mg 1 錠
> 麻酔導入前：hydrocortisone（ハイドロコートン®）100 mg，以後，6〜8 時間
> ごとに 25〜50 mg．術前投与量に戻るまで毎日 50％ずつ減量．

❸ 術後管理

　頭蓋咽頭腫は良性腫瘍に位置づけられているが，残存腫瘍があると高率に再発する．そのため，発生母地である下垂体茎を切断することも多く，術後新たな内分泌障害が発生するリスクは，全摘出で 52％，亜全摘出で 19％と報告されている[4]．上述したように，視床下部障害を合併すると，水・電解質の管理がさらに困難なものとなる．

①下垂体前葉機能低下症

　ステロイドホルモンの投与を継続する．患者の状態にもよるが，術後数日はやや多めのステロイドを投与しても問題はない．ただし，ステロイドホルモンの過剰投与は後述する高ナトリウム血症の原因ともなるため，注意が必要である．ステロイドホルモンの補充中は血中コルチゾールや ACTH の値が参考にならないため，電解質や好酸球数を指標としている．

②尿崩症

　視床下部（特に漏斗部）への圧迫牽引などの機械的操作，血流障害，術後出血，下垂体茎の断裂などが原因となり得る．尿量は 1 日 3000 mL 以上となり，尿浸透圧も低下する．

　たとえ尿崩症が続いても渇中枢が維持されていれば飲水量で代償され，高ナトリウム血症となることはない．しかし，意識障害を伴うようになり飲水量が低下すれば，脱水が代償されず，高ナトリウム血症を呈するようになる．頭蓋咽頭腫の術後はしばしば意識障害が遷延し，自発的な飲水ができないので，細かな電解質の管理が必要になる．

　尿崩症の治療には抗利尿ホルモン（ADH）が用いられる．ADH 製剤には水溶性ピトレシン，デスモプレシン（DDAVP）がある．水溶性ピトレシンは 1 回 4 単位を 6〜8 時間毎に皮下注射する．鼻粘膜に炎症がなければ DDAVP の点鼻薬（デスモプレシン点鼻液®，デスモプレシン・スプレー®）が有効である（1 回 2.5〜10 μg を 1 日 1〜2 回点鼻）．しかし，点鼻薬は風邪や鼻炎の影響を受けやすく，薬の効果が不安定であった．2012 年，経口 DDAVP（ミニリンメルト®）が保険適用となり，患者の利便性は大きく改善した．これは口腔内崩壊錠で，通常 1 回 60〜120 μg を 1 日 1〜3 回服用する．食直後投与では目的とする有効性が得られない可能性があるため，食直後の投与は避けることが望ましい．効

果は個人差が大きく，点鼻薬からの切り替えの際には患者の飲水量，尿量，尿比重，尿浸透圧をこまめにチェックし，薬剤の効果持続時間，および血清ナトリウム値の確認が必要である．

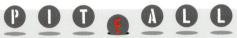

短時間に水出納が大きく変化する場合には水溶性ピトレシンの持続静注が有効である．こまめな尿量の調整が可能であるが，しばしば過剰投与に陥り，低ナトリウム血症をきたす．数字上の in-out バランスよりも，体重変化を重視することが大切である．

③高ナトリウム血症

頭蓋咽頭腫のような視床下部病変に伴う高ナトリウム血症のなかには，著明な高ナトリウム血症であるにもかかわらず，渇感を欠く本態性高ナトリウム血症とよばれる病態がある．いわゆる中枢性尿崩症でも意識障害を伴うと高ナトリウム血症を呈するのは前述の通りであるが，本態性高ナトリウム血症では意識が清明であるにもかかわらず渇感が障害されていることが特徴である．また本症では浸透圧による ADH 分泌調節機能の障害も認められる．したがって本症は視床下部障害による渇感の低下ないしは消失に ADH の分泌障害が合併し，血清ナトリウムのセットポイントが高値にシフトした病態であるといえる．尿崩症による脱水が渇感による飲水行動で代償されないため，著明な高ナトリウム血症をきたしやすい．

尿崩症あるいは本態性高ナトリウム血症における高ナトリウムは本質的には ADH の絶対的，相対的な不足が原因であるので，治療の中心は ADH 製剤の投与である．高ナトリウムの急速な補正が必要な場合は，1/2 生食（half saline：生理食塩水＋5％ブドウ糖液，あるいは生理食塩水＋蒸留水）の投与を行う．治療にあたっては水中毒や脳浮腫の発生に注意を払い，血清ナトリウム濃度を十分にモニターしながら，2〜3日かけて徐々にナトリウム濃度を下げることが重要である．

④低ナトリウム血症

頭蓋咽頭腫の術後に生じる低ナトリウム血症の原因の多くは ADH 不適切分泌症候群（syndrome of inappropriate secretion of ADH：SIADH），もしくは中枢性塩喪失症候群（cerebral salt wasting syndrome：CSWS）であるとされる．

絶対的あるいは相対的 ADH の過剰による水の体内貯留とそれに伴う希釈性低ナトリウム血症が SIADH の本態である．SIADH の治療はまず水制限であり，1日の水投与量を 15〜20 mL/kg に制限する．しかし実際の厳しい水制限は患者に与える苦痛が大きいので経口的にあるいは胃管からナトリウム（食塩 10〜20 g）を投与することで，水分摂取制限を緩和することができる．

CSWS は頭蓋内疾患を伴い，腎からのナトリウム喪失による低ナトリウム血

症と細胞外液量の減少をきたす状態と定義される．CSWS におけるナトリウム利尿のメカニズムには不明な点が多いが，ナトリウム利尿ペプチドが重要な役割を果たしていると考えられている[5]．治療法は塩分負荷である．

重症症候性低ナトリウム血症（120 mEq/L 以下）は，神経系に重篤かつ不可逆性の障害をもたらすため迅速な対応が必要である．一般的には 3％高張食塩水の点滴により血中ナトリウムの補正を行う．血清ナトリウム値は 1 時間毎に測定し，125 mEq/L 以上となれば水制限などの緩徐な方法に切り換える．

低ナトリウム血症において急速なナトリウム負荷を行うと細胞内外の浸透圧不均衡に陥り，橋中心髄鞘崩壊症（central pontine myelinolysis: CPM）や橋外髄鞘崩壊症（extrapontine myelinolysis: EPM）などの脳障害を引き起こすことがある．したがって，急速補正に基づく脳障害を防止するために，血清ナトリウムの上昇速度を厳密にコントロールする必要がある．すなわち，補正速度は時間あたり 0.5 mEq/L 以内とし，24 時間で 15 mEq/L を超えないようにする．特に，低カリウム血症，肝機能障害，低栄養状態など myelinolysis の risk factor が存在する場合には 10 mEq/L/24 時間以内とする．

SideMemo

最近，CPM，EPM のような浸透圧性脱髄症候群（osmotic demyelination syndrome: ODS）の症状緩和にミノサイクリン（MINO）の投与が有効であることが報告された[6]．ミノサイクリンは，浸透圧性脱髄早期に認められるミクログリアの炎症性サイトカイン発現を抑制することによって脱髄の発症・進展を防止し，またケモカイン，細胞外マトリックスメタロプロテアーゼの発現を抑制することで脱髄部へのミクログリアの集積を抑制していると考えられている．

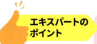

エキスパートのポイント

術後の高ナトリウム血症を防ぐため，周術期の補液として 1/2 生食，もしくはブドウ糖液を推奨する報告もある[1]．しかし，実際には尿量，電解質，血糖値などをチェックしながらこまめに補液を調整する必要がある．電解質が安定しない場合には，1 日に 2～3 回は電解質をチェックする．意識障害や痙攣を合併するような重篤な電解質異常が生じた場合には，ICU での管理を躊躇してはならない．

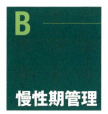

B 慢性期管理

頭蓋咽頭腫患者は術後 7～8 割に何らかの下垂体機能障害を合併する[2,7]．また，尿崩症を合併する割合は約 40％であり，肥満が 15％に生じると報告されている[7]．

下垂体機能障害は頭蓋咽頭腫患者の死因の 1 つである．スウェーデンからの報告では，頭蓋咽頭腫患者で，治療後に下垂体前葉機能障害も尿崩症も合併しない患者の標準化死亡比（SMR）は 2.7 であったが，下垂体前葉機能障害を合併した場合の SMR は 4.3 であり，さらに尿崩症を合併すると SMR は 6.1 に上昇した[8]．これらの患者は 2 型糖尿病や重症感染症，脳血管障害を合併しやすく，循環器疾患による死亡のリスクが高い[8]．患者の QOL を維持し，生命予後を改善させる

1. 水・電解質・内分泌管理

ためには適切な内分泌学的評価とホルモン補充が必須である.

1 ホルモン補充療法

① ACTH 分泌不全

　生理的なコルチゾール分泌量と日内変動に近い至適補充療法が望まれる. コルチゾールの1日産生量は $10\,mg/m^2/day$ 程度であり, 日本人であればhydrocortisone（コートリル®）$10 \sim 20\,mg/day$ でコントロール可能である. 日内変動に合わせて, 朝2：夕1の割合で投与する. もちろん, 活動性, 体格, 自覚症状を指標に投与量の調整が必要である.

　外科的侵襲, 発熱, 激しい運動などの身体的ストレス時には, hydrocortisone（コートリル®）を通常服用量の $2 \sim 3$ 倍量服用するよう患者指導を行う（sick day rule）. 内服の自己中断やストレス時の不十分なステロイドホルモン補充では急性副腎不全（副腎クリーゼ）をきたすことがある. 患者には, 疾患名, 現在のステロイドホルモン補充量, 意識不明時の連絡先, 主治医の連絡先などを記載したカードを携行させることが望ましい.

② TSH 分泌不全

　甲状腺ホルモン製剤（levothyroxine: チラーヂン®）を経口投与する. 中枢性甲状腺機能低下症では血中FT4濃度を基準の中央値～上限にすることが投与目標とされてきたが, これまでその根拠は明らかにされていなかった. 最近の報告で, 中枢性甲状腺機能低下症では, FT4濃度が基準中央値以下であれば, FT3の低下と体温の低下を起こしやすいことが明らかとなった[9]. Levothyroxine（チラーヂン®）は狭心症, 陳旧性心筋梗塞, 高血圧症などの重篤な心・血管系障害を有する患者には慎重投与となっており, 投与する場合には少量から開始し, 通常より時間をかけて増量する必要がある.

③ ADH 分泌不全（尿崩症）

　通常, 経口DDAVP（ミニリンメルト®）の内服で尿量をコントロールする. 患者には過度な飲水を控え, 水中毒の症状（頭痛, 吐気, 倦怠感など）に注意するよう十分な説明を行う.

　口渇感が障害されている場合, 本態性高ナトリウム血症に注意が必要である. 血清ナトリウム値が $150\,mEq/L$ 前後の軽度で慢性的な例では, 敢えてナトリウム値を補正する必要はないが, 発熱や胃腸炎による食欲低下を契機に高度の高ナトリウム血症をきたすこともあり, そのような状況下では早めに連絡するよう患者に説明しておく.

④ GH 分泌不全（成長ホルモン分泌不全症：GHD）

　GHの分泌不全は内臓脂肪を増加させ, 脂質代謝異常, 糖尿病のリスクを高めるだけでなく, 患者のQOLを低下させる. 最近では, GHDの肝臓における合併症として非アルコール性脂肪性肝疾患（NAFLD）/非アルコール性脂肪性肝炎（NASH）も注目されている. 重症GHDに対してはGH補充療法が保険適用となっており, GHの投与により, 体組成, 心機能, QOLの改善が認められる. GH

は皮下注製剤で，毎日自己注射する必要があるが，2016年現在，長時間作用型GH製剤の治験が進行中である．

頭蓋咽頭腫患者もGHDの合併頻度が高く，GH補充療法の対象となる．GHには細胞増殖作用があり，再発の多い頭蓋咽頭腫では慎重に投与する必要があるが，GH補充療法が頭蓋咽頭腫の再発を促進するリスクは少ない[10]．GH補充の開始時期については，現在まで明確な指標はない．我々は腫瘍の全摘出が確認されるか，または放射線治療が終了後，少なくとも1年は慎重にフォローし，腫瘍の再発がないことを確認してからGHの補充を開始することにしている．

おわりに

頭蓋咽頭腫の術後管理は教科書通りにいかないことがほとんどであり，何よりも経験が要求される．しかし，どれほど経験を積み重ねても予想できない経過をたどることが往々にしてある．患者の生命を守るために大切なのは，検査データなどの数値だけで状況を判断するのではなく，足繁くベッドサイドに足を運び，自分の目で患者を診察すること，そして夜間，休日であろうが，必要と思う検査，処置を怠らないことである．

▪文献

1) Mukherjee KK, Dutta P, Singh A, et al. Choice of fluid therapy in patients of craniopharyngioma in the perioperative period: A hospital-based preliminary study. Surg Neurol Int. 2014; 5: 105.

2) Lopez-Serna R, Gómez-Amador JL, Barges-Coll J, et al. Treatment of cranio-pharyngioma in adults: systematic analysis of a 25-year experience. Arch Med Res. 2012; 43: 347-55.

3) Benfari G, de Vincentiis M. Postoperative airway obstruction: a complication of a previously undiagnosed hypothyroidism. Otolaryngol Head Neck Surg. 2005; 132: 343-4.

4) Sughrue ME, Yang I, Kane AJ, et al. Endocrinologic, neurologic, and visual mor-bidity after treatment for craniopharyngioma. J Neurooncol. 2011; 101: 463-76.

5) Cerdà-Esteve M, Cuadrado-Godia E, Chillaron JJ, et al. Cerebral salt wasting syndrome: review. Eur J Intern Med. 2008; 19: 249-54.

6) Suzuki H, Sugimura Y, Iwama S, et al. Minocycline prevents osmotic demyelin-ation syndrome by inhibiting the activation of microglia. J Am Soc Nephrol. 2010; 21: 2090-8.

7) Mortini P, Losa M, Pozzobon G, et al. Neurosurgical treatment of craniopharyn-gioma in adults and children: early and long-term results in a large case series. J Neurosurg. 2011; 114: 1350-9.

8) Olsson DS, Andersson E, Bryngelsson IL, et al. Excess mortality and morbidity in patients with craniopharyngioma, especially in patients with childhood on-set: a population-based study in Sweden. J Clin Endocrinol Metab. 2015; 100: 467-74.

9) Hirata Y, Fukuoka H, Iguchi G, et al. Median-lower normal levels of serum thy-roxine are associated with low triiodothyronine levels and body temperature in patients with central hypothyroidism. Eur J Endocrinol. 2015; 173: 247-56.

10) Shen L, Sun CM, Li XT, et al. Growth hormone therapy and risk of recurrence/progression in intracranial tumors: a meta-analysis. Neurol Sci. 2015 ; 36: 1859-67.

〈藤尾信吾　有田和徳〉

CHAPTER 8 ●成人術後管理

2 性腺ホルモン管理

頭蓋咽頭腫の2大主要徴候は局所圧迫・浸潤による視力・視野障害と下垂体機能低下症である．頭蓋咽頭腫は脳腫瘍であるため，治療上の関心事は医師と患者ともに腫瘍の全摘出である．ほとんどすべての症例で第一義的治療として腫瘍摘出手術が行われ，術後には局所圧迫症状は軽快～消失することが多い．一方，本症に合併する下垂体機能低下症は高率であり，通常手術により改善することは極めて稀である．むしろ術後には，ほとんどの場合，下垂体機能低下症は悪化，あるいは新規に出現する．そして，この下垂体機能不全に伴って，それ以外の視床下部の機能異常もまた悪化，新規発症する可能性があることに留意すべきである．

A 下垂体機能低下症の特徴

頭蓋咽頭腫における下垂体機能低下症は5つの理由で重症である．第1は，通常は複数の前葉（腺下垂体）ホルモンが欠落する複合型下垂体（前葉）機能低下症であり，しばしば全ホルモンの欠落すなわち汎下垂体機能低下症を呈する．前葉ホルモンの単独欠損症は極めてまれである．第2に，ホルモンの欠損程度が軽症ないし中等症よりも，特に術後症例では重症であることが多いことである．患者のQOLを著しく低下させ，副腎クリーゼが発症しやすくなる．第3は，後葉ホルモン（抗利尿ホルモン）の欠損による尿崩症を高率に合併することである．渇中枢の障害を伴うと治療抵抗性の頑固な高Na血症が出現する．第4は，内分泌機能以外の視床下部障害（間脳症候群，diencephalic syndrome）を合併する頻度が高いことである．この視床下部障害は，長期予後に大きく関与する満腹中枢障害による過食，高度肥満以外に，体温調節障害，自律神経障害，睡眠障害，認知機能障害などを含む．本症には適切な治療法がなく，下垂体機能低下症の合併で悪化し，重症の場合は耐えがたいほどの苦痛を与える．第5に，腫瘍が巨大化しモンロー孔の圧排による閉塞性水頭症を合併することがある．予後不良の徴候で術後は重い間脳症候群を残すことが多い．意識障害や頭痛が主症状であるが，内分泌クリーゼと誤診せぬよう注意する．

B 下垂体機能低下症の実態

頭蓋咽頭腫における下垂体ホルモン欠落はきわめて高頻度に起こる[1]．Karavitakiらの2つの報告，すなわち2005年の英国人を対象とした報告[2]，そして翌2006年の総説[3]によると，成長ホルモンGHとゴナドトロピンLH/FSHの欠損が圧倒的に多い．欠損症の発症頻度はGHが70～86%，ゴナドトロピンが69～74%を占めている 表1 ．初発臨床症状は，成人全体で性機能障害が28%，女性患者では月経異常または無月経が57%であった．GHとゴナドトロピンに続

表1 頭蓋咽頭腫の成人患者における下垂体ホルモン異常

ホルモン異常	Clin Endocrinol. 2005 異常症例数 / 全患者数（%）	Endocr Rev. 2006 * 異常症例数 / 全患者数（%）
GH 欠損症	6/7（86）	145/206（70）
LH/FSH 欠損症	40/54（74）	169/244（69）
ACTH 欠損症	25/43（58）	142/418（34）
TSH 欠損症	22/53（42）	142/458（31）
高 PRL 血症	24/44（55）	102/253（40）
尿崩症	12/72（17）	97/489（20）

＊成人患者のみ抽出，年齢不詳例は除外（Karavitaki N, et al. Clin Endocrinol. 2005; 62: 397-409[2]）, Karavitaki N, et al. Endocr Rev. 2006; 27: 371-97[3] より改変）

くホルモン欠落頻度は，ACTH が 34 ～ 58%，TSH が 31 ～ 42%，高プロラクチン（PRL）血症が 40 ～ 55% と続いた．後葉ホルモン AVP の欠乏による尿崩症は 17 ～ 20% で前葉ホルモン欠損より発症頻度は相当少ない．欠損する下垂体前葉ホルモンの組み合わせを調査した Yamada らの報告[4] によると，汎下垂体（前葉）機能低下症が 47%，部分的下垂体（前葉）機能低下症が 37% を占め，残る 16% の患者が正常下垂体機能を示した **表2**．尿崩症は腫瘍が鞍隔膜上に発生し第三脳室へ浸潤するタイプで高頻度（32%）に認められた．

　手術による下垂体前葉機能の改善はほとんど期待できない[1]．反対に，全ての前葉ホルモン欠損症の頻度は術後に増加する．ホルモンの種類は，術前と同様に GH と LH/FSH の欠落頻度が最多である．外国の報告では 90% 台[5]，本邦の Hori らの報告[6] でも 70% 台に達する **表3**．Yamada らの報告[4] では，術後に前葉機能が悪化するのが 66% に達するのに対して，改善するのはわずか 3% にすぎなかった **表2**．Mortini らの報告[7] では，術前に下垂体機能が正常で術後に機能低下となった割合は，GH が 82.3%，ゴナドトロピンが 66.7%，TSH が 72.7%，ACTH が 75.9%，バゾプレッシンが 69.6% であった．前葉と同様に後葉機能も術後に悪化し，術後尿崩症の頻度は 50 ～ 60%，ないしそれ以上に急増する[2-7]．

表2 頭蓋咽頭腫患者の術前の下垂体機能低下症と術後転帰

	内分泌機能	該当患者数 / 群別患者数（%）			
		鞍隔膜下発生型		鞍隔膜上発生型	
		鞍内型	鞍上伸展型		全体
術前	正常	2/11（18）	2/22（9）	10/56（18）	14/89（16）
	部分前葉機能低下	5/11（46）	7/22（32）	21/56（38）	33/89（37）
	汎前葉機能低下症	4/11（36）	13/22（59）	25/56（45）	42/89（47）
	尿崩症	1/11（9）	3/22（14）	18/56（32）	22/89（25）
術後	前葉機能改善	0/9（0）	2/20（10）	0/46（0）	2/75（3）
	前葉機能不変	6/7（86）	2/9（22）	8/31（26）	16/47（34）
	前葉機能悪化	1/7（14）	7/9（78）	23/31（74）	31/47（66）
	術後発症尿崩症	1/10（10）	8/19（42）	26/38（68）	35/67（52）

(Yamada S, et al. World Neurosurg. 2010; 74: 320-30[4] より改変)

2. 性腺ホルモン管理

表3 頭蓋咽頭腫における術前術後の下垂体ホルモン異常

ホルモン異常	Clin Endocrinol. 1995 異常症例数/全患者数（%）術前	術後	Neurosurgery. 2010* 異常症例数/全患者数（%）術前	術後
GH欠損症	27/35（77）	33/35（94）	24/37（65）	29/37（78）
LH/FSH欠損症	27/33（82）	32/35（91）	15/37（41）	27/37（73）
ACTH欠損症	13/35（37）	29/35（83）	2/37（5）	19/37（51）
TSH欠損症	12/35（34）	29/35（83）	13/37（35）	29/37（78）
高PRL血症	6/29（21）	6/17（35）	16/37（43）	20/37（54）
尿崩症	13/35（37）	24/35（69）	1/37（3）	23/37（62）

＊成人21例，小児16例を含む（Paja M, et al. Clin Endocrinol. 1995; 42: 467-73[5]，Hori T, et al. Neurosurgery. 2010. 66: ons65-ons74[6] より改変）

　これらの術後の下垂体前後葉機能の悪化は，術後5～20年経過しても回復しない[3]．**表4**．下垂体機能低下症と手術法との関係では，拡大法を含む経鼻経蝶形骨洞的手術のほうが開頭手術より非侵襲的である[8-10]．

　術後の下垂体機能の悪化の原因は，腫瘍を完全摘出するために下垂体茎を犠牲にするためである．すなわち，下垂体茎が腫瘍に埋没している場合，腫瘍の長軸方向への浸潤・増殖により拡大している場合，腫瘍の被膜を貫通している場合，そして腫瘍塊の全面を走行する場合などに，下垂体茎は手術により摘出される[4]．一方，下垂体茎の温存手術が内分泌機能の悪化を防ぐため有効であるとの報告もある[8]．残存腫瘍には，放射線療法[11]の併用も有効である．

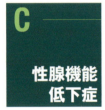

C 性腺機能低下症

　ホルモンの主要な4つの作用は，生殖，発生・成長，エネルギーの生成・利用・貯蔵，内部環境（恒常性）の維持である．第1番目の生殖reproductionに関与するのが性ホルモンであるが，間脳下垂体疾患の診療においては治療の優先順位は性ホルモン欠乏ではない．手術前後に関わらず，まずは下垂体機能低下症の病状を，特に急性期には迅速に安定させることが要求される．この生命維持に必須であるのが人体のストレス応答に関与する副腎皮質ホルモン，恒常性維持に関与する甲状腺ホルモンであり，まずこれら両ホルモンの補償が優先される．そして，尿崩症を合併していればデスモプレシン補充で水・電解質バランスを調整

表4 術後のホルモン欠損症の割合（累積%）の経年変動

ホルモン異常	例数	術後経過年数 5年	10年	20年
GH欠損症	61	86	88	90
LH/FSH欠損症*	89	83	90	90
ACTH欠損症	109	85	86	89
TSH欠損症	103	75	80	86
尿崩症	18	62	65	65

＊思春期年齢に到達した小児例を含む
Kaplan-Meier法による解析
（Karavitaki N, et al. Clin Endocrinol. 2005; 62: 397-409[2] より改変）

する．

　急性期治療に続く病状の安定期に第1に必要となるのが性ホルモンの適切な補充である．性腺機能低下症は，下垂体機能低下症を伴う術後患者を一番落胆させる合併症である．未婚，既婚いずれの患者でも，子供を作れなくなったことは大きな心的トラウマとなる．異性に対する性的関心は急速に失われ，筋力や QOL は著しく低下する．外国人と異なって，日本人は性的な問題を医師にも告げないことが多いので，我々医師側から適切に働きかけ，この「早発不妊症」とでも呼ぶべき病態に対して適切な治療法があることを説明する必要がある．妊孕性の回復も可能である．

■1 性腺機能低下症の発症機序

　頭蓋咽頭腫は下垂体茎に存在する胎生期の頭蓋咽頭管の遺残組織から発生する．この下垂体茎は，脳の一部である視床下部と，上咽頭という発生母体を異にする下垂体前葉を連結する紐状構造物であり，その連結方法は血管，すなわち下垂体門脈血管である．

　向下垂体性の視床下部ホルモン産生ニューロンは，その神経終末が連結する視床下部結節隆起部の下垂体門脈血管一次叢の毛細血管に分泌され，下垂体門脈血流により前葉まで運搬され門脈血管二次叢の毛細血管網から放出され前葉のホルモン産生細胞に作用する．筆者らの考えでは，この視床下部-下垂体を連結する下垂体門脈という血管構造が，下垂体前葉の調節系の弱点になる．例えば，Sheehan 症候群のように，門脈血流が分娩時の大出血に伴って減少，途絶すると無月経を主徴とする下垂体前葉機能低下症に陥る．頭蓋咽頭腫では，下垂体茎レベルで腫瘍が発生し増殖すると，圧迫，浸潤により下垂体門脈血流が障害され，視床下部からの GnRH の搬送が低下し，最終的にゴナドトロピン分泌不全に陥る．

　この下垂体門脈血流障害とともに，視床下部ホルモン産生ニューロンの障害も下垂体機能低下症に関与すると考えられる．すなわち，腫瘍が視交叉直後に存在する下垂体茎漏斗部から発生し上方，上後方へ浸潤した場合には，第三脳室の底部に左右連結して存在する視床下部弓状核ニューロン　図1　が最初に侵襲される可能性が強い．弓状核は GnRH 以外にも GHRH ニューロンを産生する神経細胞体が存在するため，本症における下垂体前葉機能低下症は，性腺系のゴナドトロピンと GH の欠損症が最多頻度　表1　を占める理由になりうる．

　なお，下垂体後葉系は発生機序が前葉とは異なって，視床下部のニューロンの軸索が下垂体後葉まで直接に延伸するという，発生学的に下垂体門脈血管を必要としない単純な発生過程を経る．血管系の事故が起こり得ないことが，前葉機能低下症に比較して後葉疾患である尿崩症が圧倒的に少ない主要な理由であると筆者らは考えている．

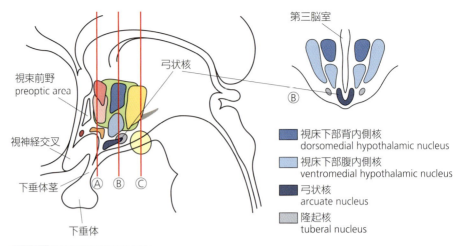

図1 視床下部弓状核の局在
(後藤文男, 他. 臨床のための神経機能解剖学. 中外医学社; 1992. p.61)

> **SideMemo**
> GnRH の産生ニューロンのなかで視床下部弓状核に存在するニューロンは、ゴナドトロピンの持続的 tonic な分泌に関与し、性ステロイドの「負」の feedback 制御で調節されている. げっ歯類では視索前野核（ヒトでは視索前域核）にも GnRH ニューロンの存在が証明されており、エストロジェンの「正」の feedback シグナルを感知し、排卵を起こすゴナドトロピンの周期的放出（サージ）を誘発する.

2 性腺機能低下症の診断

視床下部や下垂体が原因の性腺機能低下症は、低ゴナドトロピン性性腺機能低下症と呼ぶ. 本症の診断は、中等症〜重症であれば日常の診察で簡単にできる. 女性では3か月以上続く無月経や卵巣機能欠落（更年期様）症状が決定的に重要で、婦人科の内診によりエストロジェン欠乏の徴候（腟粘膜の乾燥、萎縮や子宮の萎縮）を認める. 男性では、皮膚色が色白で髭が薄くなり、脂肪分布の変化でぽっちゃりした女性的体型となる. 触診で精巣の萎縮を確認できれば診断はほぼ確実である.

内分泌学的診断は、下垂体のゴナドトロピンとその標的ホルモンである性腺ホルモンで行う. 同時測定が大切である. 性腺ホルモン、すなわち男性ではテストステロン、女性ではエストロジェン、プロジェステロンの低下とゴナドトロピン（LH, FSH）が低下または正常範囲内である場合に確定する. ゴナドトロピンが低下している時は重症、正常である時は軽〜中等症の中枢性性腺機能低下症である. ゴナドトロピンが正常な場合があることに留意する. ゴナドトロピンの低下は、通常 LH の方が FSH よりも顕著である. 各種ストレス下では CRH が脳内で GnRH 分泌を抑制し低ゴナドトロピン性性腺機能低下症を惹起するので、手術直後や患者の周囲環境（職場、家庭など）にストレスが存在する時には結果の解釈

には注意が必要である．ストレスは，タイミングを考慮して慎重に問診して聴きだす必要がある．

本症の診断には，GnRH（LHRH）単回負荷試験は必要ない．本試験は単に下垂体のゴナドトロピンのリザーブを見るものであり，性腺機能低下症の診断的意義はないことは20年以上前から世界的に確立されている．病変が視床下部か下垂体であるかを鑑別するGnRH連続負荷試験も無意味である．本症の病変の主座は下垂体より上位の，下垂体茎を含む視床下部であることが確定しているからである．

❸ 性腺機能低下症の治療

成人における性腺機能低下症の治療は，少なくとも50歳の更年期までは原則として男女全員に行う必要がある．50歳から60歳までは個別症例ごとに対応することになるが，補充中止による精神的・肉体的活動性の低下や，体重増加，筋力低下，高脂血症などの代謝異常も考慮して中止する．ホルモン補充の中止は，一挙に中止ではなく，漸減して中止する方が患者には苦痛が少なく安全である．

治療内容は，挙児希望があるかないかで異なる．挙児希望がない時には男性にはテストステロン製剤であるエナルモン・デポ125 mgを2～3週ごとに筋注する．250 mgを4週間毎に注射するレジメも使用されているが，注射直後に血中テストステロン濃度は正常上限を越える異常高値となり，効果の持続は3週間でほぼ消失する．将来の前立腺癌のリスクを避けるためにも，筆者らは後者のエナルモン・デポ高用量レジメは原則採用していない．なお，エナルモンには経口錠もあるが肝臓のfirst pass effectにより分解されるため，注射薬に比べて服薬量が多くなる．その結果，肝障害を起こすことがあるので要注意である．女性には標準的なカウフマン療法でエストロジェン，プロジェステロン製剤を投与し，周期的な消退出血を起こさせる．エストロジェン製剤は経口薬と貼付剤とがあるが，どちらの使用でも問題ない．50歳前後で標準的な閉経後のホルモン補充療法HRTに移行し，遅くても60歳頃までに終了する．

挙児希望がある場合はゴナドトロピン療法，すなわちHCG＋HMG併用療法による不妊治療が必要となる．この場合の治療適応の判断は容易ではないと考える．筆者は現在まで多くの特発性，視床下部・下垂体性の器質的疾患による男性不妊患者を治療し，頭蓋咽頭腫を含む挙児希望例で挙児を達成してきた．いずれも，既婚男性で自活，自助能力のある患者である．既婚女性の場合でも，パートナーの男性の経済力援助により産婦人科不妊外来で妊娠し，成功裏に出産した症例を経験している．一方，患者本人が独立した生計を営めるという将来性が不確実な場合は，いかに対応すべきかというジレンマに筆者は今もなお悩んでいる．今後に残された難しい課題ではあるが，脳神経外科，内分泌内科，放射線科の集学的治療により患者を独立した健康人として社会復帰させることが第一に求められよう．次に，家族のみならず学校や職場に疾病の啓蒙活動を行い，患者の関係者の理解を深めることが不可欠である．そして，退院後も末永く援助し続けると

2. 性腺ホルモン管理

いう診療体制を構築し，維持することが大切である．

▪ 文献

1) Zoicas F, Schofl C. Craniopharyngioma in adults. Front Endocrinol. 2012; 3: 1-8.

2) Karavitaki N, Brufani C, Warner JT, et al. Craniopharyngiomas in children and adults: systematic analysis of 121 cases with long-term follow-up. Clin Endocrinol. 2005; 62: 397-409.

3) Karavitaki N, Cudip S, Adams CBT, et al. Craniopharyngiomas. Endocr Rev. 2006; 27: 371-97.

4) Yamada S, Fukuhara N, Oyama K, et al. Surgical outcome in 90 patients with craniopharyngioma: an evaluation of transsphenoidal surgery. World Neurosurg. 2010; 74: 320-30.

5) Paja M, Lucus T, Garcia-Uria F, et al. Hypothalamic-pituitary dysfunction in patients with craniopharyngioma. Clin Endocrinol. 1995; 42: 467-73.

6) Hori T, Kawamata T, Amano K, et al. Anterior interhemispheric approach for 100 tumors in and around the anterior third ventricle. Neurosurgery. 2010. 66: ons65-ons74.

7) Mortini P, Losa M, Pozzobon G, et al. Neurosurgical treatment of craniopharyngioma in adults and children: early and long-term results in a large case series. J Neurosurg. 2011; 114: 1350-9.

8) Honegger J, Buchfelder M, Fahlbusch R. Surgical treatment of craniopharyngiomas: endocrinological results. J Neurosurg. 1999; 90: 251-7.

9) Jho HD, Carrau RL. Endoscopic endonasal transsphenoidal surgery: experience with 50 patients. J Neurosurg. 1997; 87 (1) : 44-51.

10) 北野昌彦. 頭蓋咽頭腫. In: 拡大経蝶形骨手術. 東京: メディカルビュー社; 2014. p. 136-52.

11) Manaka S, Teramoto A, Takakura K. The efficacy of radiotherapy for craniopharyngioma. J Neurosurg. 1985; 62 (5) : 648-56.

〈三木伸泰　小野昌美〉

CHAPTER 8 ●成人術後管理

3 肥満・過食管理

近年，手術用顕微鏡の進歩，神経内視鏡の開発，拡大経蝶形骨洞手術の導入などにより，視床下部腫瘍の摘出率の向上が望めるようになった．再発症例にもガンマナイフなどの放射線治療により腫瘍増殖の制御が可能となり，患者の生命予後 QOL は大幅に改善された．内科的合併症である下垂体機能低下症も，成長ホルモン GH 治療や，ゴナドトロピン療法の導入により患者の QOL の向上や妊孕性の回復が期待できるようになった．それに伴い，術後の過食・肥満による精神的・肉体的苦痛が close-up されるようになってきた．そして，この食欲中枢障害による高度肥満は，患者の長期生命予後に影響する主要な障害であることが広く認識されてきた．本稿では視床下部性肥満の発症メカニズムを含めて肥満・過食の管理について紹介する．

A 視床下部性肥満の発症頻度と時期

視床下部性肥満は，頭蓋咽頭腫それ自体，および手術侵襲によって引き起こされる最も厄介な視床下部障害である．この視床下部障害は視床下部症候群（間脳症候群）と呼ばれ，重症例では自己制御できないほどの過食を伴う高度肥満が中核症状であり，それ以外にも体温調節障害，自律神経障害，睡眠障害，認知機能障害などを含む．頭蓋咽頭腫に伴う体重増加は，しばしば診断前より発症し，診断時には 12 ～ 19％の症例で肥満を認める．そして，体重は手術後 6 か月以内に急速に増加して 1 年以内にピークに達し，術後 1 ～ 2 年で横ばいとなる．重症肥満の発症頻度は，手術後には約 50％症例に増加する．術後の急速な体重増加は，その後長期間にわたり発症する重症肥満の予測因子である．視床下部性肥満は，発症時期が小児期，成人期いずれの場合でも，メタボリック症候群や心血管疾患のリスクを増加させ，罹患率，死亡率の上昇につながる[1-5]．

筆者らは日常臨床の現場で，自律神経異常とくに高体温症，低体温症が多くの患者の QOL に深刻な影響を与えていることを実感してきた．高・低体温症を合併する症例の約 80％に視床下部性肥満を認めた．この体温調節障害が術後 2 年以上持続する症例では日常の QOL も長期に妨げられた[6]．

B 視床下部性肥満と解剖学的障害部位

重症の視床下部性肥満は，内側および後方の視床下部諸核を侵襲する大型の頭蓋咽頭腫や病変で発症する．これらの視床下部の領域は満腹感 satiety のシグナル伝達に関与しているからである．最近 Roth らは，視床下部性肥満の発症を予測する目的で視床下部障害の半定量的評価方法，すなわち視床下部病変スコア化システム［hypothalamic lesion scoring (HLS) system］を開発した 図1 [4,7]．

3. 肥満・過食管理

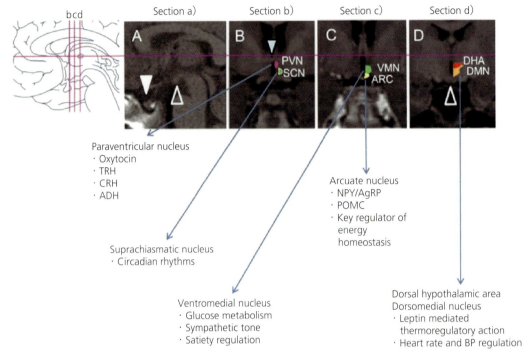

図1 体重調節に重要な役割を担う視床下部諸核の標準的な脳断面（hypothalamic lesion scoring (HLS) system）
(Roth CL. J Clin Med. 2015; 4:1774-97[4]), Roth CL, et al. Obesity. 2015; 23: 1226-33[7]) より)
Aは中央矢状断，B-Dは冠状断3スライスで，Bは前交連の冠状断，Cは前交連と乳頭体の中央の冠状断，Dは乳頭体の冠状断を示す．三角は解剖学的な目印で，白がトルコ鞍，青が前交連，白抜きが乳頭体を示す．

この興味あるHLS評価方法は，視床下部の目印構造を含むMRI画像を中央矢状断と前部，中央，後部の冠状断の4スライス画像 図1A-D で撮像し，視床下部障害部位を質的に評価するシステムである．評価は(1)弓状核（arcuate nucleus: ARC）を含む第三脳室底部，下垂体，下垂体茎 図1A ，(2)視交叉上核と同時にADH, CRH, TRH, Oxytocinを分泌する室傍核（paraventricular nucleus: PVN）を含む前部視床下部 図1B ，(3)糖代謝，交感神経活動，摂食の制御中枢である腹内側核（ventromedial nucleus: VMH）を含む中部視床下部 図1C ，(4)乳頭体 図1D ，(5)体温，ロコモ運動，心拍，血圧の重要な調節中枢である背側視床下部領域（dorsal hypothalamic area: DHA）と背内側核（dorsomedial nucleus: DMN）を含む後部視床下部 図1D の障害の有無と，(6)第三脳室拡大，(7)側脳室拡大の7項目を用いて術前，術後に視床下部障害（損傷）をスコア化した．この評価より，視床下部性肥満は，まず，視床下部の前部の室傍核と中部の弓状核と腹内側核の障害で高頻度に発症することが判明した[7]．満腹中枢であるVMHの破壊で高度肥満が発生するという古典的な動物実験成績と一致する．しかしながら，最も高度肥満は背内側核と背側視床下部領域を含む視床下部後半部の障害で発症した[6]．

C 視床下部性肥満の発症メカニズム

視床下部性肥満は術後の約50％の症例で認め，多くの症例では過食を伴うが，重症の過食は最大で25％の症例にすぎない．最近の報告では，体重増加の要因として過食よりも低エネルギー消費（low energy expenditure）が注目されている．すなわち，肥満の第一義的成因には，基礎代謝（BMI），安静時エネルギー消費（resting energy expenditure: REE）が関与する[8,9]．カロリー摂取量よりも，活動性低下（low physical activity）が関与しているという報告もある．

肥満の発症の主要なメカニズムは，第一に糖代謝，交感神経活動，満腹感の調節中枢である視床下部腹内側核（VMH）の障害（損傷）である．VMHには，膵臓のインスリン，脂肪組織のレプチン，胃のグレリン，そして消化管のニュロペプチドYY等が結合する受容体が分布しており，この部位を損傷するとエネルギー蓄積を司る末梢と中枢神経システムの連関が障害される．すなわち，末梢の膵，胃，脂肪組織などからの，エネルギーバランスを調節する負のfeedback signal伝達機構が作動しない．その結果，高インスリン血症（インスリン抵抗性），高レプチン血症（レプチン抵抗性），低グレリン血症，低α-MSH血症，交感神経活動低下（血中カテコラミン低下），副交感神経抑制解除が惹起される．また，高インスリン血症，高レプチン血症の程度は，肥満の重症度に対して不適切な分泌増加を認める．肥満の発症の第二のメカニズムはPVNの障害であると考えられている．VMHの障害にPVNの障害が加わると，エネルギー消費が低下した状態で過食が誘発されるため，肥満が高度化する[2-5,10]．

すなわち，視床下部性肥満は視床下部のエネルギー調節機構の障害により惹起される病態であり，視床下部と末梢臓器の間の液性，神経性経路の求心性，遠心性シグナル伝達経路が障害された病態である．視床下部性肥満を合併する頭蓋咽頭腫では，エネルギーホメオスターシスの障害に関わる臨床関連パラメーターとして，高インスリン血症，高レプチン血症，低α-MSH血症，活動性低下，低カテコラミン血症，食物報奨機構の変化（altered food reward），過食や，下垂体機能低下を認めている **図2** **図3** [10]．

D 視床下部性肥満を発症させる危険因子

上述したように，内側および後方の視床下部諸核を侵襲する，大型の頭蓋咽頭腫が重症の視床下部性肥満を発症する．視床下部性肥満を発症させる危険因子を調査したRosenfeldらの報告によると，（1）手術前の視床下部機能異常，または腫瘍の視床下部内の局在，（2）腫瘍サイズ3.5cm以上，（3）水頭症の合併，（4）肥満の遺伝的素因，または術前のBMI 2SD以上の増加，（5）術後の視床下部欠損の程度[11]，（6）視床下部放射線治量（>51 Gy）が関与している[3]．いずれの因子も，術前の病変のサイズが大きいことや，治療の侵襲度が大きいことと関連している．

筆者らの視床下部疾患73例の解析結果では視床下部性肥満では水頭症と乳頭体圧排所見が有意の高頻度で，2/3以上の症例に観察された[12]．また，制御困難な過食症に渇中枢障害による持続性高Na血症の合併を1/4程度の症例で認めた．高Na血症の発症は，乳頭体圧排所見を有する症例で有意に高率に観察され，高

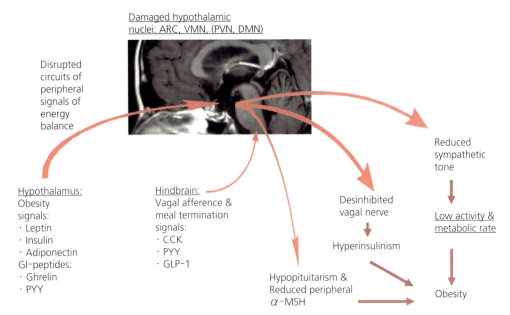

図2 エネルギー調節機構障害により惹起される視床下部性肥満のメカニズム
（Roth CL. Front Endocrinol. 2011; 2: 1-6[10] より）

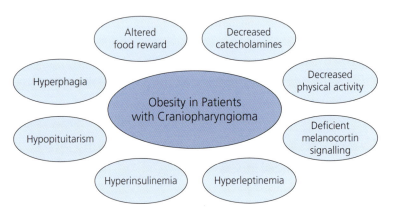

図3 視床下部性肥満におけるエネルギーホメオスターシスの障害に関わる臨床関連パラメーター（Roth CL. Front Endocrinol. 2011; 2: 1-6[10] より）

　Na血症を合併する症例は，1例を除く全例に視床下部性肥満を認めた[12]．持続性高Na血症も病変や治療の侵襲度が大きいことと関連しており，注意すべき因子である．

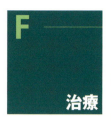

F 治療

視床下部性肥満の治療は極めて困難である．通常の食事療法，運動療法では全く改善されず[13]，確立された薬物療法もないのが現状である．これまで肥満の発症メカニズムに基づいて検討された薬物療法と手術療法に関する，小・中規模の臨床研究について紹介する．

1 日常生活習慣の管理

視床下部性肥満における体重増加には，摂取カロリーの増加よりもエネルギー消費が少ないことが関与している[7,8]．まず，栄養士による健康的な食生活とカロリー制限の指導を行い，それと同時に運動療法の重要性を強調して適切に管理することが大切である．すなわち，1日の総エネルギー消費を高めることが重要なポイントとなる．初期から強力な生活習慣管理を辛抱づよく継続することが重要である．そのためには，病気に対する家族のみならず学校や職場の関係者の理解と協力が必須である．臨床医は，このような患者の支持，支援体制を日常診療のなかで確立してゆくことが重要である．

2 交感神経活動性低下に対する薬物治療

Masonらは，視床下部性肥満を合併した頭蓋咽頭腫5症例にアンフェタミン製剤（dextroamphetamine）12.5～20 mg/日を24か月間投与し，体重変動を観察した．摂取カロリーは治療前後で同じであったが，活動性が亢進し，治療1か月後の体重増加は2.0±0.3 kg/月から0.4±0.2 kg/月に減少し，その後の体重は24か月にわたり安定した[14]．同様に，Ismailらも同剤10 mg/日を視床下部性肥満12症例に投与し体重を安定化させ，最大で男性−0.7 SDS，女性−0.44 SDSの体重減少を報告した[15]．また，Danielssonらはノルエピネフリンとセロトニン再取り込みの阻害剤であるsibutramineを用いプラセボ対照二重盲検試験にて視床下部性肥満に対する治療効果を評価した．10～15 mg/日のsibutramineの20週投与はプラセボ群に比して有意にBMIを減少させた．しかし，心血管イベントのリスクが増加のため，残念ながらsibutramineは実用化されなかった[16]．視床下部性肥満3症例で行ったcaffeineとephedrineの試験的研究では，6か月で13.9％の体重減少を認め，その後も2症例では2年で8.5％，6年で9.5％の体重減少を持続した．しかし，長期治療の安全性は不明であった[17]．

3 副交感神経調節異常と高インスリン血症に対する薬物治療

満腹中枢（VMH）の破壊により副交感神経は脱抑制され，迷走神経系の緊張増加はインスリンの過剰分泌を起こす．Lustigらは視床下部性肥満18症例で，ソマトスタチン誘導体octreotide 5～15 μg/kgを連日6か月間皮下投与し，ブドウ糖負荷によるインスリン分泌増加反応を無作為二重盲検試験で評価した．インスリン分泌は減少し，体重増加はプラセボ群9.2±1.7 kgに比してoctreotide群では1.6±0.6 kgと有意に減少した[18]．ただし，octreotideによる体重の安定化は，重症の高インスリン血症患者でのみ有効で，消化器症状や胆石等の副作

用により継続が妨げられた．しかし，超長時間作動薬の octreotide LAR を用いた6か月の臨床治験では BMI の減少効果は観察されなかった．一方，Hamilton らは diazoxide 2 mg/kg，1日最大 200 mg を用いてインスリン分泌を抑制し，同時に，metformin 1日 2000 mg でインスリン感受性を改善させる diazoxide-metformin 併用治療を行った．視床下部性肥満9症例を対象とした6か月間の前向きオープンラベル試験（Open-label study）の結果[19]，9例中7症例の体重増加は，対照群＋9.5±2.7 kg に比して＋1.2±5.9 kg と有意に減少した．残る2例は嘔吐，浮腫等の副作用のため中断した．

4 その他の薬物治療

①メラトニン補充療法

傾眠に苦しむ視床下部性肥満症例では，メラトニンと BMI の間には負の相関がみられる．そして昼間睡眠は活動性低下をきたし体重増加を悪化させる．Muller らは，傾眠を合併した視床下部性肥満10例にメラトニンを補充したところ，昼間睡眠が改善され活動性を高めたことを報告した[20]．しかし，BMI には影響しなかった．

②食欲抑制薬剤

多くの抗肥満薬は，視床下部シグナル伝達経路を介して作動するため，視床下部性肥満症ではその効果が劣る．しかし，後脳の異なったシグナル伝達経路を介する抗肥満薬は視床下部性肥満症にも有効と推察される．摂食関連ホルモンである glucagon-like-peptide-1（GLP-1）は，後脳（孤束核，最終野 area postrema）と視床下部の ARC と背内側核 DMN に受容体結合部位が存在する．そこで，GLP-1 作動薬，受容体刺激剤は，視床下部性肥満症でも後脳の受容体を介して胃排出を抑制し食事摂取を減少するという治療効果[21]が期待されていたが，健常人における効果は限定的である．

5 下垂体機能低下症の補充療法

視床下部性肥満を伴う頭蓋咽頭腫のほぼ全症例は，下垂体機能低下症を合併している．相対的な体重増加は中枢性甲状腺機能低下症，性腺機能低下症により増強されため，適切な補充療法が必須である．チラーヂン S 補充量は，FT_4 level が正常上限を維持するように調整する[22]．また，視床下部性肥満では 11β-HSD1 活性が増加し，cortisone から cortisol への転換が促進されているため，低用量の cortisol 補充によく耐えられる．副腎皮質ステロイドの過剰投与により肥満が悪化するため注意する．さらに，成人 GH 分泌不全は内臓脂肪増加を引き起こすので，GH 補充療法も重要である．ただし，GH 補充療法による体脂肪減少効果は，頭蓋咽頭腫では下垂体腫瘍に比して有意に低い．

6 減量手術療法

bariatric surgery（胃腸バイパス手術）は，短期観察では体重減少を認めるも

のの，長期観察では体重減少効果は得られなかった．しかしながら，長期にわたり体重は安定化した[23]．減量手術(bariatric surgery)では，Roux-Y gastric-bypass, sleeve gastrectomy, biliopancreatic diversion が視床下部性肥満の体重減少に最も効果的であった[24]．侵襲性で，不可逆的な長期的効果については，未だ統一した見解は得られておらず，特に小児における減量手術の適応は慎重にすべきである．

おわりに

肥満・過食は，頭蓋咽頭腫に高頻度に発症する最も厄介な合併症である．術後，長期間にわたり，患者に精神的・肉体的苦痛を与え，そのジレンマは計り知れない．しかも，高度肥満は患者の生命予後に悪影響する主要な障害である．薬物療法，減量手術は，weight gain は減少させるも，長期の有意な weight loss には至らず，有効な治療法がないのが現状である．肥満の改善は患者の QOL の改善に繋がるため，有効な治療戦略の確立は，臨床医に課せられた責務と考える．近い将来，有効な治療薬，治療法が開発されることを切望する．

▪ 文献

1）Karavitaki N, Cudlip S, Adams CBT, et al. Craniopharyngiomas. Endocrine Rev. 2006; 27: 371-97.

2）Gabrielle PW, Sharon LW, Alexander G, et al. Hypothalamic obesity in patients with craniopharyngioma: treatment approaches and the emerging role of gastric bypass surgery. Pituitary. 2012; 15: 84-92.

3）Rosenfeld A, Arrington D, Miller J, et al. A review of childhood and adolescent craniopharyngiomas with particular attention to hypothalamic obesity. Pediatr Neurol. 2014; 50: 4-10.

4）Roth CL. Hypothalamic obesity in craniopharyngioma patients: disturbed energy homeostasis related to extent of hypothalamic damage and its implication for obesity intervention. J Clin Med. 2015; 4: 1774-97.

5）Daubenbuchel AMM, Muller HL. Neuroendocrine disorders in pediatric craniopharyngioma patients. J Clin Med. 2015; 4: 389-413.

6）三木伸泰，小野昌美，藍原康雄，他．発汗障害を伴う高体温症：視床下部腫瘍の術後早期から QOL を著しく低下する自律神経症状．日本内分泌学会雑誌．2016; 92 Suppl. 印刷中

7）Roth CL, Eslamy H, Werny D, et al. Semiquantitative analysis of hypothamic damage on MRI predicts risk for hypothamic obesity. Obesity. 2015; 23: 1226-33.

8）Shaikh MG, Grundy RG, Kirk JM. Reductions in basal metabolic rate and physical activity contribute to hypothalamic obesity. J Clin Endocrinol Metab. 2008; 93: 2588-93.

9）Holmer H, Pozarek G, Wirfalt E, et al. Reduced energy expenditure and impaired feeding-related signals but not high energy intake reinforces hypothalamic obesity in adult with childhood onset craniopharyngioma. J Clin Endocrinol Metab. 2010; 95: 5395-402.

10）Roth CL. Hypothalamic obesity in patients with craniopharyngioma: profound changes of several weight regulatory circuits. Front Endocrinol. 2011; 2: 1-6.

3. 肥満・過食管理

11) De Vile CJ, Grant DB, Hayward RD, et al. Obesity in childhood craniopharyngioma: relation to post-operative hypothalamic damage shown by magnetic resonance imaging. J Clin Endocrinol Metab. 1996; 81: 2734-7.

12) 小野昌美, 三木伸泰, 藍原康雄, 他. 視床下部腫瘍の進展と肥満, 高ナトリウム血症との相互関連. 日本内分泌学会雑誌. 2016; 92 Suppl. 印刷中

13) Sterkenburg AS, Hoffmann A, Gebhardt U, et al. Childhood craniopharyngioma with hypothalamic obesity—No long-term weight reduction due to rehabilitation programs. Klinische Padiatr. 2014; 226: 344-50.

14) Mason PW, Krawiecki N, Meacham LR. The use of dextroamphetamine to treat obesity and hyperphagia in children treated for craniopharyngioma. Arch Pdiatr Adolesc Med. 2002; 156: 887-92.

15) Ismail D, O'Connell MA, Zacharin MR. Dexamphetamine use for management of obesity and hypersomnolence following hypothalamic injury. J Pediatr Endocrinol Metab. 2006; 19: 129-34.

16) Danielsson P, Janson A, Norgren S, et al. Impact sibutramine therapy in children with hypothalamic obesity or obesity with aggravating syndromes. J Clin Endocrinol Metab. 2007; 92: 4101-06.

17) Greenway FL, Bray GA. Treatment of hypothalamic obesity with caffeine and ephedrine. Endocr Pract. 2008; 14: 697-703.

18) Lustig RH, Hinds PS, Ringwald-Smith K, et al. Octreotide therapy of pediatric hypothalamic obesity: a double-blind, placebo-controlled trial. J Clin Endocrinol Metab. 2003; 88: 2586-92.

19) Hamilton JK, Conwell LS, Syme C, et al. Hypothalamic obesity following craniopharyngioma surgery: results of a pilot trial of combined diazoxide and metformin therapy. Int J Pediatr Endocrinol. 2011; 2011: 417949.

20) Muller HL, Handwerker G, Gebhardt U, et al. Melatonin treatment in obese patients with childhood craniopharyngioma and increased daytime sleepiness. Cancer Causes Control. 2006; 17: 583-9.

21) Flint A, Raben A, Ersboll AK, et al. The effect of physiological levels of glucagon-like peptide-1 on appetite, gastric emptying, energy and substrate metabolism in obesity. Int J Obes Relat Metab Disord. 2001; 25: 781-92.

22) Li GM, Sun XJ, Shao P. Postoperative pituitary hormonal disturbances and hormone replacement therapy time and dosage in children with craniopharyngioma. Chin Med J. 2008; 121: 2077-82.

23) Muller HL, Gebhardt U, Maroske J, et al. Long-term follow-up of morbidly obese patients with childhood craniopharyngioma after laparoscopic adjustable gastric banding (lagb). Klinische Padiatr. 2011; 223: 372-73.

24) Bretault M, Boillot A, Muzard L, et al. Bariatric surgery following treatment for craniopharyngioma: A systematic review and individual-level data meta-analysis. J Clin Endocrinol Metab. 2013; 98: 2239-46.

〈小野昌美　三木伸泰〉

CHAPTER 9 ●小児術後管理

1 水・電解質・内分泌管理

本項においては，小児の周術期管理について包括的に述べる．

小児において周術期管理を困難とする要因は以下のようなものである．

①体格が小さい

体重が成人の1/4の小児であれば，300 mLの水分量の変動は成人の1200 mLの変動に相当する．したがって，より厳密な水・電解質のIn/Outの管理を必要とする．

②発達に応じたケアが必要となる

術後に安静が保たれるかどうか，飲水や服薬が指示通りスムーズにできるかどうかは術後管理を大きく左右する．幼児等で術後の安静が保てず，深い鎮静を持続的に行わなければならない場合，自由飲水が不可能となるため輸液管理が重要となる．小児の発達は個人差が大きく，3歳前後でも軽い鎮痛・鎮静のみで過ごせる場合もあるため，児の状況に応じて適切な投薬を行う．

児本人および付添者の不安は術後の不穏状態を悪化させる．これは，医療者の適切なケアの有無にも左右される．術後の見通しを児の理解に応じて説明し，あらかじめ準備を行っておくこと（プレパレーション）は重要である．当院においては経鼻術に先立って鼻腔に綿球を詰めて食事をとる練習をし，また，痛み・不眠のある時はいつでも鎮痛・鎮静が可能なことを説明している．

③検査の基準値が成人と異なる

内分泌評価を行う場合，基準値が成人と異なるものが多く，年齢・性別・思春期段階に応じた基準を使用する必要がある．

以降は，具体的な周術期管理について述べる．

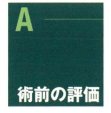

A 術前の評価

通常の術前検査に加えて，内分泌評価を行っておくことにより，必要なホルモン補充を行って，全身状態を安定化させてから手術を行うことができる．また，後年難病等の申請が必要となった場合に必要な治療前の検査所見が得られる．

小児の診察においては，身長・体重の経過（成長曲線での評価），二次性徴の評価が重要である．いつから異常が見られるかによって，発症時期を推定することができる．

ホルモン基礎値の評価では，電解質を含む一般検査に加えて，IGF-1，TSH，FT3，FT4，PRL，ACTH，コルチゾール，LH，FSH，性ステロイド（男児ではテストステロン，女児ではエストラジオール）を測定する．下垂体前葉ホルモ

ン負荷試験としてはインスリン・LHRH・TRH の 3 者負荷試験が古典的であるが，下垂体機能低下のある小児でインスリン負荷を行うと低血糖が遷延する可能性が高いため，施行には細心の注意を必要とする．当院では近年，GHRP-2・LHRH・TRH の負荷試験で評価を行い，必要な場合のみインスリン負荷試験を追加している．

ACTH・コルチゾール系の機能低下がある場合にはヒドロコルチゾン（コートリル®）の補充をまず行う．これによって，潜在的であった尿崩症が顕在化する場合があるため，補充前後の尿量の測定を継続して行う．尿崩症があれば DDAVP 製剤（ミニリンメルト®，あるいはデスモプレシン点鼻・スプレー®）によって尿量・電解質を正常化しておく．経鼻的な手術を予定している場合は経口製剤の方が術後のコントロールが容易である．

甲状腺機能低下に関しては，明らかな FT4 の低下があって術前に時間的な余裕があれば術前からのチラーヂン S®補充を行っている．

術前の脳外科とのカンファレンスで腫瘍の範囲と手術侵襲の程度を把握する．特に視床下部・下垂体機能の低下がどの程度予測されるかが重要である．年齢と児の体格・発達を考慮して，術後の輸液・投薬（鎮痛・鎮静を含む）の計画を立てておく．

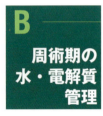

B 周術期の水・電解質管理

頭蓋咽頭腫術後の水・電解質管理はしばしば困難を伴う．表1 にあげたように水・電解質それぞれに影響する要因が複数存在し，その影響が経時的に変化するため，状態を把握し，治療方針を立てるための指針が必要である[1,2]．基本的な考え方は，水と電解質（Na）に分けてそれぞれの In/Out バランスを把握し，それぞれに影響する因子を検討することである．

中枢性尿崩症に関しては，術前から尿崩症があって治療が行われているほうが術後の管理は容易である．手術後に発症する中枢性尿崩症には一過性の場合と持続性の場合がある．通常手術後 24 時間以内に発症し，一過性の場合は数日から数週間で改善する．術後発症の持続性尿崩症の場合，3 相性の経過をとることが

表1 頭蓋咽頭腫術後の水・電解質管理時に考慮すべき病態と観察項目・治療

	水の管理	Na の管理
考慮すべき病態	尿崩症（3 相性変化） SIADH 水中毒	中枢性塩喪失症候群 急性副腎不全 Na 負荷
観察項目	輸液量 / 尿量 体重	輸液中 Na 量 / 尿中 Na 量 血清 Na
治療	・尿量に応じてピトレシン持続点滴を増減 ・喪失分の水を経口または 5％ブドウ糖で補充	・尿中喪失分の Na を輸液または経口投与により補充 ・ヒドロコルチゾン投与

考慮すべき病態が複数存在し，それぞれが経時的に変化するため，観察項目をモニターして病態を把握した上で，治療を選択する必要がある．（横谷 進．In：田苗綾子，他編．専門医による小児内分泌疾患の治療．診断と治療社；2007. p.43-9[1]，伊藤純子．In：小児内分泌学会，編．小児内分泌学．診断と治療社；2009. p.242-6[5]より）

多い[3]．発症初期は神経細胞の急性の障害により，AVPが全く分泌されないか，生物活性のないAVP前駆体が放出されるため多尿となる．後者の場合，治療でAVPを投与しても反応が悪いことがある．第2相はSIADHの病態で，発症後4〜7日で出現し，一時的に尿量が減少して尿浸透圧が上昇する．これは変性した神経細胞からAVPが漏出しているためと考えられる．数日持続したのち，第3相の永続的な尿崩症へ移行する．

図1のごとく術後1〜7日での低Na血症がしばしば認められる[2]．対応が遅れるとさらに重篤となり，けいれんや意識障害を呈した症例も報告されている．この要因としては，尿崩症第1相時のAVP過剰使用・過剰輸液や，尿崩症第2相のSIADHが多く，この場合はAVP投与中止と水制限によって対応する．しかし，多尿・低張尿で体重も減少しているにもかかわらず，尿中Na排泄が多いために低Na血症が遷延する場合があり，これは中枢性塩喪失症候群と考えられる．視床下部への侵襲が強い場合や術中の輸液が過剰であった場合に起こりやすい．これに対しては輸液あるいは経口で尿喪失分のNaを補充しつつ，1週間前後で自然に軽快してゆく時期を待つ．Naを過剰に投与しても尿中Na排泄が増加するだけで効果は乏しい．当院における治療プロトコール[2]は以下のとおりである．

1 水の管理

1) （維持輸液＋代謝水−不感蒸泄）で1日の目標尿量を算出し，これに術中の水負荷分を加味して，術後24時間で術前の体重に戻るよう時間尿量を計算する．手術中は多めの輸液が行われることが多く，通常術後体重は術前より増加しており，Naもプラスバランスとなっている．術後の維持輸液量は通常よりも少なく設定している．

2) $125\,mL/m^2/$ 時を超える低張尿があれば尿崩症と考える[4]（術中の水・電解質

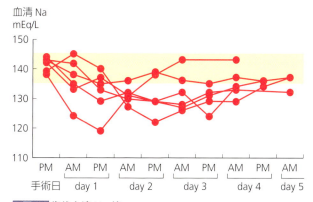

図1 術後血清Na値

尿崩症の管理に重点を置いた初期のプロトコールで術後管理を行った6症例においては，血清Naは術後1〜3日にかけて120台にまで低下した．
維持輸液量の減量や術中輸液負荷量を加味した尿量設定，塩喪失のNa補充等を加えることで，低Naの頻度と程度は軽減した．（伊藤純子，他．ホルモンと臨床．2010; 58: 1051-5[2] より）

1. 水・電解質・内分泌管理

負荷による多尿も起こりうるので，尿比重あるいは尿浸透圧の低下を伴っていることを確認する）.

水溶性ピトレシンを，1 mL 中に体重（kg）× 0.1 mU を含むよう生食または 5%ブドウ糖で希釈し，輸液ポンプを用いて 3 mL/ 時から持続点滴静注を開始する．通常 5 ～ 7 mL/ 時まで増量すれば尿量を抑制することができる.

3) 時間ごとの尿量によってピトレシンの点滴速度を増減し，1）で計算した時間尿量に合わせる.

4) 水喪失量が大きい場合は飲水あるいは 5%ブドウ糖液輸液で補充する.

5) 1 日 2 回体重を測定して水バランスを確認する.

6) 術後意識が清明となり，十分な経口摂取が可能となれば DDAVP 口腔内崩壊錠投与に移行する.

2 Na の管理

1) 維持輸液中の Na 投与量を算出する．また，術中の Na 負荷量を計算する.

2) 尿中 Na 量を術後 1 ～ 2 日は 2 ～ 4 時間ごと，以降も 12 ～ 24 時間ごとにモニターし，Na 投与量の 2 倍を超えて増加が見られれば血清 Na を測定する．初期は術中に負荷された Na が排泄されるため血清 Na は変化しないが，さらに塩喪失が起こると低 Na 血症を呈する．尿中 Na モニターの間隔は症例のリスクによって適宜変更する.

3) 血清 Na が低下していれば輸液または経口で Na 喪失分を補充する.

4) 血清 Na が安定するまで，Na の In/Out バランスをモニターし補正する.

3 その他の治療

副腎皮質機能不全に対して，術中および術後 1 日は $120 \, mg/m^2/$ 日前後のヒドロコルチゾンを 3 回に分けて点滴静注し，2 日目以降は全身状態と下垂体機能に応じて減量する.

尿崩症の 3 相性変化や中枢性塩喪失症候群に起因する Na 喪失は急激に起こり，数時間のうちに水・電解質代謝のバランスを大きく変えてしまう．特に第 2 相で尿量が減少している時期に漫然と低張液の輸液と AVP 投与を継続していると，低 Na 血症をきたしやすい．尿量と輸液量のバランス，輸液中 Na 投与量と尿中 Na 排泄量とのバランスをチェックした上で，体重や血清 Na 濃度をモニターして確認するとよい.

本プロトコールは，あくまでも病態を把握して治療方針を決定するための方法論であり，In/Out バランスを合わせることが目的ではない．**表1** におけるどの要因が問題であるかを判断し，今後の変化を予測して適切な治療方針を選択する必要がある．また，手術侵襲の程度や術中の輸液管理によっても状態は大きく異なり，特に口渇感の障害など，視床下部障害をきたしている場合のコントロールはきわめて難しくなる．十分な経験を持ったチームによる管理が望ましい.

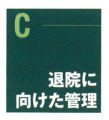

C 退院に向けた管理

　術後 2 週間前後で血清 Na 値も含め全身状態は安定してくる．この時期に術後の内分泌評価を行い，退院に向けた内分泌管理の方針を決定する．

　中枢性尿崩症治療の基本は，AVP アナログである DDAVP 投与を行って尿量をコントロールし，多尿による健康上および生活上の不便が生じないようにすることである[1, 5]．最も大きな副作用は水中毒による低 Na であるため，治療中は習慣的な多飲を避け，口渇に応じて水を摂取するよう指導する．

　デスモプレシン点鼻製剤には点鼻液（250 μg/2.5 mL）とスプレー 2.5（125 μg/5 mL, 2.5 μg/0.1 mL/1 噴霧）とがあり，0.5 〜 10 μg/ 回を 1 日 2 〜 3 回投与する．点鼻スプレー 10 は夜尿症用で尿崩症への保険適応はない．口腔内崩壊錠は，点鼻製剤と同等の有効性を示し，内服が簡便で携行が容易なこと，鼻腔からの吸収率に左右されないことなどから利便性が高い[6]．60 および 120 μg 錠があり，これを 1 日 2 〜 3 回投与する．

　学校生活を送っている児であれば，登校前と就寝時に適量の投与を行って，登校中あるいは入眠時に多尿がないようにする．水中毒を避けるため，1 日 1 回はある程度効果が切れるように調節した方がよい．必要量は症例ごとに大きく異なる．点鼻製剤の場合は鼻粘膜からの吸収量に左右されるため，深く吹き込み咽頭部に入ってしまうと効果がなく，また鼻炎等に罹患した際にも作用時間が短縮する．口腔内崩壊錠は口腔内で十分吸収させないと効果が落ち，食事との間隔にも配慮が必要である[6]．したがって投与量は尿濃縮の効果に応じて増減する必要があり，多尿になれば随時追加投与を行って差し支えない．点鼻スプレーは簡便で使いやすいが 1 噴霧の液量が多いため 1 回 5 μg（両鼻に 1 噴霧ずつ）以上の投与には不適である．5 〜 10 μg の点鼻が必要な場合，および 2.5 μg 未満の少量投与が必要な場合は，点鼻液を製剤に添付されたチューブを用いて計量して使用する．通常の方法では 1.25 μg を下回る量を点鼻することは困難である．少量投与を行う方法としては，エクステンションチューブなど径の細いチューブに目盛りをつけて使用する方法と，点鼻液を生食等で 2 〜 4 倍に希釈して点鼻チューブで計量する方法がある．デスモプレシンスプレー 2.5 製剤は点鼻液の 1/4 濃度であるため，この薬液を無菌的に院内製剤用の点眼容器などに移し替えて点鼻チューブで計量すれば，0.1 mL ＝ 2.5 μg となり正確な点鼻が可能である[1, 5]．

　口腔内崩壊錠の場合，より少量の投与が必要な場合は 60 μg 製剤を使用直前に 1/2 等に切って投与することもある．腎機能低下のある患者では作用時間が延長する．

　下垂体前葉機能に関しては，術前と同様のホルモン基礎値測定，下垂体機能負荷試験を施行して評価する．術後は DDAVP・チラーヂン S® とコートリル® の補充を行って退院となることが多い．ヒドロコルチゾンは 10 〜 15 mg/m^2/ 日を分 3 あるいは分 2 にして投与している．この範囲内であれば，術後の肥満とヒドロコルチゾン投与量との間に相関は認められない．長期的には GH あるいは性腺補充を要する症例が多い．GH は術後 1 年の成長率と身長を見たうえで，再発の恐れが低いことを確認して開始している．退院に際しては，年齢に応じたホルモン

1. 水・電解質・内分泌管理

補充の長期方針についても概要を説明しておく.

▪ 文献

1）横谷　進. 中枢性尿崩症. In: 田苗綾子, 他編. 専門医による小児内分泌疾患の治療. 東京: 診断と治療社; 2007. p.43-9.

2）伊藤純子, 横谷　進. 頭蓋咽頭腫に対する経蝶形骨洞手術後の水・電解質管理プロトコール. ホルモンと臨床. 2010; 58: 1051-5.

3）Di Iorgi N, Napoli F, Allegri AE, et al. Diabetes insipidus--diagnosis and management. Horm Res Paediatr. 2012; 77: 69-84.

4）瀧浦俊彦, 小川哲史, 伊藤純子, 他. 中枢性尿崩症患者における小児多尿基準の検討. 日本内分泌学会雑誌. 2015; 91: 338.

5）伊藤純子. 中枢性尿崩症. In: 小児内分泌学会, 編. 小児内分泌学. 東京: 診断と治療社; 2009. p.242-6.

6）Arima H, Oiso Y, Juul KV, et al. Efficacy and safety of desmopressin orally disintegrating tablet in patients with central diabetes insipidus: results of a multicenter open-label dose-titration study. Endocr J. 2013; 60: 1085-94.

〈伊藤純子〉

CHAPTER 9 ●小児術後管理

2 長期成長管理

　頭蓋咽頭腫は，小児における非グリオーマのうちもっとも多い腫瘍であり，小児脳腫瘍の5〜10%を占める．胚細胞腫瘍と並んで代表的な鞍上部腫瘍であり，その発生部位から腫瘍の主部はトルコ鞍内，トルコ鞍上部に存在し，視交叉，第三脳室内や側頭葉下などへ進展する．そのため mass effect として，視床下部・下垂体機能低下症をきたしうる．さらに，手術による視床下部領域への侵襲や術後に施行されることのある放射線治療などにより，高率に視床下部・下垂体機能低下症をきたし，小児の成長に様々な影響を及ぼしうる疾患である．本稿では，小児の頭蓋咽頭腫の自験例を呈示し，成長に関連する要因を解説する．

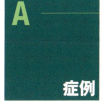

A 症例

▶症例 1：早期からの成長ホルモン（GH）補充と女性ホルモン補充により，良好な成長がえられた症例

　8歳女児．複視を主訴に眼科受診し，外転神経麻痺，両眼うっ血乳頭を認めた．頭部 MRI でトルコ鞍から鞍上部に石灰化を伴う充実性の腫瘤を認め，さらに囊胞性腫瘍が第三脳室を占拠し，閉塞性水頭症を呈していた．Basal interhemispheric approach で手術を行い，部分切除を行った．病理診断にて adamantinomatous craniopharyngioma と診断された．残存腫瘍が術後1か月で増大傾向にあったため，50.4 Gy（定位放射線治療ノバリス 1.8 Gy × 28回）の局所照射を行い，腫瘍の増大は停止した．

　治療前から最終身長までの成長曲線を 図1 に示す．成長曲線より7歳頃から成長率が低下していることがわかる．受診1年前の成長率は 3.3 cm/年（成長率 SD：− 2.6 SD）であった．初診時身長 120 cm（− 1.7 SD），体重 26 kg（肥満度 19%）であった．初診時 IGF-1 127 ng/mL（基準値 111〜438，− 1.6 SD），インスリン負荷試験で GH 頂値 0.7 ng/mL と重症成長ホルモン分泌不全であった．他の下垂体前葉ホルモン分泌不全，尿崩症を認め hydrocortisone（HC），levothyroxine Na（LT4），デスモプレシン（DDAVP）点鼻を開始した．9歳6か月（治療後1年6か月）の身長 122.0 cm（− 1.9 SD），体重 31.4 kg（肥満度 37.7%）で，年間成長速度が2年以上にわたって− 1.5 SD 以下であり，GH 補充（0.175 mg/kg/week）を開始した．その後，成長率は改善し，肥満度の悪化も認められなかった．11歳［身長 132.5 cm（− 1.7 SD），体重 35.4 kg（肥満度 26%）］より，1/10錠の結合型エストロゲン（プレマリン®錠）を開始した．以後，3年6か月程かけて段階的に増量し，14歳6か月［身長 156 cm（− 0.13 SD），体重 56.1 kg（肥満 15.2%）］から周期的エストロゲン・プロゲステロン療

2. 長期成長管理

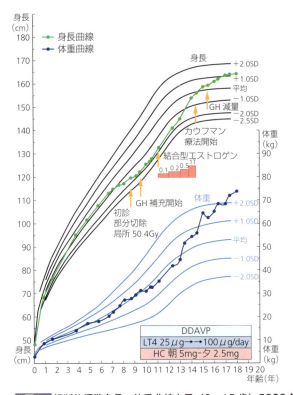

図1 横断的標準身長・体重曲線女子（0〜18歳）2000年度版
（平成12年度厚生労働省乳幼児身体発育調査報告書および平成12年度文部科学省学校保健統計調査報告書の資料より作製）

法（カウフマン療法）を開始した．この時の靴サイズ25.5 cmで手も大きく，GH作用による末端肥大と判断し，以後GH量は半量から1/4量（0.4 mg/day）に減量し，現在も継続中である．16歳時に骨年齢はAdultに達し，最終身長は164 cmであった．父母の身長はそれぞれ170 cmと155 cmで，target height 156 cmであり，target heightよりも大きかった．中学校3年生頃より，日常生活の乱れに伴う体重増加が見られている．視力低下や精神発達も問題なく，経過良好な症例である．

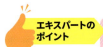

a. 早期からのGH補充/投与量
b. 早期からの段階的な性ホルモン補充
c. 体重管理

【解説】

a. 脳の器質的な原因による成長ホルモン分泌不全性低身長症では，身長が－2.0 SD以下または年間成長速度が2年以上にわたって－1.5 SD以下であり，GH分泌刺激試験でGH頂値が6 ng/mL以下（GHRP-2負荷では16 ng/mL以

下）であれば，GH 補充療法の適応となる．身長が − 2.0 SD 以下になるまで待つ必要性はない．GH 投与量は，0.175 mg/kg/week が日本で決められている量であり，これに従って治療を行う．ただし，骨端線が閉鎖しかかった状態でこの投与量で継続すると末端肥大をきたす可能性があり，手足の大きさにも注意しながら，早めに成人 GH 分泌不全（GHD）としての治療に切り替える必要があるかもしれない．ただし，思春期年齢における適切な GH 補充量は明らかではないため，我々は小児量の 1/2 ～ 1/4 量を目安に減量し，IGF-1 値を参考に増減している．

b. 性ホルモンは骨年齢を促進させるため，以前は最終身長近くになってから性ホルモン補充を行う症例が多かった．しかしながら，ターナー症候群に対する早期からのエストロゲン補充の結果などから，早期に性ホルモン補充しても最終身長に影響がないか，むしろ最終身長を高くする可能性が示されている[1]．患児の心理的な成熟を促すためにも，年齢相当の性ホルモン補充を心がけている．幸い患児は，著明な低身長ではなかったことから，11 歳からエストロゲン補充を開始した．小児内分泌学会より，ターナー症候群におけるエストロゲン補充療法ガイドラインが発表されており（http://jspe.umin.jp/medical/gui.html），参考になると思われる．本例は，ガイドラインよりさらに時間をかけてエストロゲン補充を行い，良好な成長が得られた．

c. 頭蓋咽頭腫術後は，肥満度が悪化することが知られている．肥満度の悪化は，後述する Growth without GH とも関連しており，成長が促進する可能性があるが，一方で骨年齢の促進もみられる．したがって，肥満が進行しないように，充分な生活指導を行うとともに，LT4 や HC の投与量にも注意が必要である．LT4 の投与量は，FT4 値を目安に行うが，大人の基準値ではなく，年齢相当の下限値を下回らないように適宜増量する．HC の適正な維持量の判断は難しいが，小児における生理的な cortisol 分泌量は，おおよそ 6 mg/m^2/day 程度であり[2]，腸管からの吸収率を考慮しても，< 10 mg/m^2/day が目安である．具体的には，ACTH 完全欠損であれば，思春期前 5 ～ 7.5 mg/ 日（分 2　起床時，夕），思春期 10 ～ 15 mg（分 2　起床時，夕）を処方している．コントロールの指標は，検査所見よりも身長・体重・肥満度が重要であるが，さまざまな要因が関連するため難しい．成長障害，肥満をきたさないよう個々の症例に応じてきめ細やかに量の設定が必要である．本例は，LT4 は段階的に増量し，HC は 7.5 mg/m^2/day で開始し以後増量をせず，現在は 4.2 mg/m^2/day である．

▶症例 2： 重症 GH 分泌不全にもかかわらず良好な成長を呈している症例

5 歳女児．3 歳頃から広汎性発達障害を認め，療育センターに通院していた．4 歳 11 か月頃からたびたび嘔吐を伴う頭痛を訴え近医で加療を受けていた．5 歳 6 か月に頭痛と嘔吐を主訴に紹介医を受診し，鞍上部の嚢胞病変と非交通性水頭症を認め，当院脳外科を紹介受診した．頭部 MRI で鞍上部に石灰化を伴う充実性の腫瘍を認め，さらに嚢胞性腫瘍が第三脳室を占拠し，閉塞性水頭症を呈してい

2. 長期成長管理

た．緊急ドレナージを施行後，Basal interhemispheric approach で手術を行った．病理診断にて adamantinomatous craniopharyngioma と診断された．腫瘍は第三脳室漏斗部の癒着が強く，一部の腫瘍は残存した．術後，硬膜下水腫を認め，S-P シャント術が施行された．また両側の視神経萎縮を認め，永続的な両眼の視力障害を認めた．術後 1 年 6 か月で腫瘍の再増大を認め，術後 2 年（7 歳 6 か月時）に，腫瘍に対してガンマナイフ 28 Gy の照射を行い，以後腫瘍の増大は停止した．

治療前から 12 歳現在までの成長曲線を 図2 に示す．成長曲線より 3 歳 6 か月頃から成長率が低下していることがわかる．受診 1 年前の成長率は 3.8 cm/ 年（成長率：− 3.8 SD）と著明な成長率の低下を認めていた．初診時（5 歳 6 か月）身長 105 cm（− 1.0 SD），体重 20 kg（肥満度 17.6％）であった．初診時 IGF-I 68 ng/mL（基準値 69 ～ 287，− 2.0 SD）で GH 頂値 1.5 ng/mL と重症成長ホルモン分泌不全であった．他の下垂体前葉ホルモン分泌不全，尿崩症を認め HC と LT4 内服，DDAVP 点鼻を開始した．術後 1 年間で身長は 9.3 cm（＋ 4.6 SD），体重 9.4 kg 増加し，肥満度は 46.6％と悪化した．その後も 9 歳頃まで成長率は＋ 0 SD 以上で，成長率の促進を認めた．9 歳頃から食事療法を厳格化し，体重減少を認めた頃から，成長率はやや低下傾向であったが，骨年齢相当の成長

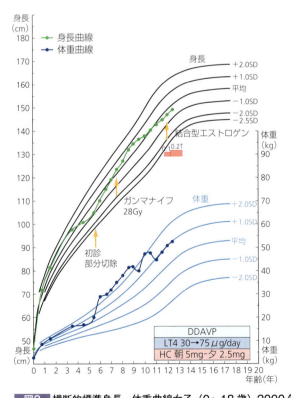

図2 横断的標準身長・体重曲線女子（0 ～ 18 歳）2000 年度版
（平成 12 年度厚生労働省乳幼児身体発育調査報告書および平成 12 年度文部科学省学校保健統計調査報告書の資料より作製）

率は保たれていた．11歳11か月〔身長146.9 cm（− 0.4 SD），体重50.9 kg（肥満度27.9％），骨年齢11y0m〕より，1/10錠の結合型エストロゲン（プレマリン®錠）を開始した．現在，結合型エストロゲン増量しながら経過観察中である．

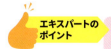

- Growth without GH
- メタボリック症候群

【解説】
　小児の脳腫瘍や先天的な中枢神経系の奇形を有する患者において，重度のGH分泌不全がありながら成長障害を認めないGrowth without GH症例が報告されている[3-5]．なぜ成長が保たれるのか，この詳細な病態は未だ不明である．これらの症例は肥満，脂肪肝，脂質代謝異常，骨密度低下などの代謝異常やメタボリック症候群を認めることが多いと報告されている[4]．日本では小児においてGH分泌不全による低身長または成長率低下に対してGH補充療法が保険適応になっているが，Growth without GH症例ではGH分泌不全がありながら成長率低下がないためGH補充療法は保険適応外になっている．一方成人においては，重症なGH分泌不全症に対して保険適応がありGHが成長促進だけでなく，体組成の維持や各種代謝の維持に重要であることが明らかになっている[6]．小児Growth without GH症例に高率にみられる肥満，脂肪肝，脂質代謝異常などの代謝異常の一部はGH不全に伴う所見であると考えられ，GH補充療法による代謝異常改善が期待される．我々は，成人GHD同様に，Growth without GH症例に対するGH補充療法は，代謝異常改善に部分的に有効であることを報告している[5]．成人GHDとメタボリック症候群の関連性が言われており，将来的な動脈硬化性病変の進行の観点からも，小児においても代謝異常を認める際は，GH治療による介入が望まれる．本例は，術後に肥満度が悪化し，腹囲の増加，LDL-C高値，HDL-C低値，TG高値，ALT高値，HOMA-R高値を認め，メタボリック症候群を伴っている．今後，成人GHDとしてGH補充療法を行う予定である．本例の身長予後に関しては，良好であると思われる．

▶症例3：GH分泌不全に思春期早発症を合併し，成長率低下を認めなかった症例

　5歳5か月男児．繰り返す頭痛，嘔吐を主訴に脳外科を受診し，頭部MRIでトルコ鞍から鞍上部に石灰化を伴う充実性の腫瘤を認め，さらに囊胞性腫瘍が第三脳室を占拠し，閉塞性水頭症を呈していた．Rt. subfrontal trans lamina terminalis approachで手術を行い，囊胞内容および囊胞壁を部分摘出し，病理診断にてadamantinomatous craniopharyngiomaと診断された．術後残存腫瘍に対して50.4 Gyの回転照射を施行し，以後腫瘍の増大は停止した．
　初診時から最終身長までの成長曲線を 図3 に示す．
　治療前の成長率は正常であった．初診時身長106.5 cm（− 0.6 SD），体重16.8 kg（肥満度− 4％）であった．初診時IGF-1 120 ng/mL（基準値44 〜 193，＋

2. 長期成長管理

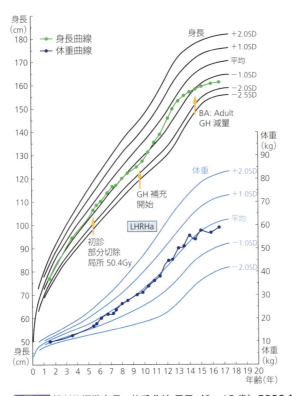

図3 横断的標準身長・体重曲線 男子（0〜18歳）2000年度版
（平成12年度厚生労働省乳幼児身体発育調査報告書および平成12年度文部科学省学校保健統計調査報告書の資料より作製）

0.3 SD）と正常，インスリン負荷試験でGH頂値5.7 ng/mLと軽度の成長ホルモン分泌不全を認めた．他の下垂体前葉ホルモン分泌は正常であった．術後に一過性に尿崩症を認めDDAVP点鼻を行った．5歳7か月（放射線治療終了時）時，IGF-1 85 ng/m（−0.6 SD），インスリン負荷試験でGH頂値3.6 ng/mLとGH分泌の低下を認めた．6歳11か月（術後1年6か月）の身長115.5 cm（−0.7 SD），体重22.2 kg（肥満度8.8％）と成長率は保たれていた．精巣サイズは両側5〜6 mLと増大し，LHRH負荷試験でLH基礎値0.9 mIU/mL，頂値9.4 mIU/mL，FSH基礎値3.9 mIU/mL，頂値8.5 mIU/mLとLHの上昇を認め，思春期早発症と診断した．骨年齢は7歳2か月と年齢相当であった．7歳2か月時より，LHRHアナログを開始した．LHRHアナログ開始後，2年間の成長率の低下を認め，9歳10か月〔術後4年5か月，身長127.5 cm（−1.3 SD），体重31.1 kg（肥満度21.0％）〕よりGH補充療法を開始した．GH開始時，IGF-1 97 ng/mL（−1.7 SD），インスリン負荷試験でのGH頂値は2.1 ng/mLとGH頂値は徐々に低下していた．GH開始後，成長率は上昇し，徐々にcatch upを認めた．少量のLHRHアナログでLH/FSHの抑制が可能であったため，11歳4か月（身長139 cm（−0.8 SD），体重38.2 kg（肥満度17.2％），骨年齢11歳6か月でLHRHアナログを中止した．その後，比較的急速に思春期が進行し，骨年齢の進

行を認めた．14歳で骨年齢はAdultになり，最終身長は162 cm（－1.5 SD），体重59.1 kg（肥満度16.6 %）であった．父母の身長は，それぞれ171 cmと160 cmでtarget height 172 cmであり，target heightよりも小さかった．GH補充療法は，14歳で一旦中止し，アルギニン負荷試験でGH頂値1.7 mg/dLであることから重症成人GHDと診断し，以後GH 0.4 mg/日（0.05 mg/kg/week）を継続している．

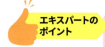

- 放射線治療後の中枢性思春期早発症
- GH頂値の経年的低下

【解説】

　頭蓋内照射により視床下部-下垂体系の障害をきたすが，放射線量により障害されるホルモンが異なっている．18～24 Gyでは，GH分泌不全は30%程度，LH/FSHに関しては思春期早発症をきたしうる[7]．特に女子においてGnRH分泌の抑制が解除され，早い年齢で視床下部-下垂体-性腺系が賦活化され，しばしば思春期早発症をきたすとされている[8]．30 Gyを超えると男子でもその可能性がある．30～50 GyではGH分泌不全は50～100%，LH/FSHは思春期早発症または分泌低下，TSH 3～6%，ACTH 3%に分泌不全を認めると報告されている[7]．LH/FSHの分泌低下までに時間がかかるために，思春期早発症の経過中に，しだいに中枢性性腺機能低下症が完成してゆくこともある．したがって，思春期早発症でLHRHアナログを開始する前に，充分な説明が必要である．思春期早発症は，低年齢で性発達が起こること自体の心理的・社会的な問題以外に，早期の骨成熟により最終的に成人低身長をきたすことも臨床的な問題であり，適切な時期の治療導入（通常はLHRHアナログによる治療）が考慮されなければならない．また，GH分泌不全に思春期早発症を合併すると，成長率の低下がマスクされ，成長率低下を伴わないことがあり，小児期においてGH補充を行えない可能性がある．頭蓋咽頭腫に行われる局所照射やガンマナイフ治療においても発生部位上，視床下部-下垂体系の障害は高率で，特にGH分泌不全はほとんどの症例で認められる．またこれらの障害は，放射線治療後の経過とともに年余の単位で，頻度が増加し，GH, LH/FSH, ACTH, TSHの順に分泌不全が出現すると報告されている[9]．しかし実際上は，これらの分泌不全はどの順番でも発症しうる．1回の検査で正常であっても生涯正常とは限らないので，リスクのある患児に対しては長期的な経過観察が必要である．

　本例は，初診時に軽度のGH分泌不全を呈していたが，治療後の成長率の低下は認めなかった．GH分泌が比較的保たれていたことや思春期早発症により成長率の低下がマスクされていた可能性がある．定期的な診察において，二次性徴の確認が必須である．LHRHアナログ開始後，徐々に成長率は低下し，GH補充を開始した．本例は，上述のとおり高用量の頭蓋内照射のため，思春期早発症後に，中枢性性腺機能低下症に移行した可能性を危惧し，早期にLHRHアナログを中止

2. 長期成長管理

した．しかしその後，急速に思春期が進行し，予想より早く最終身長に達した．
LHRH アナログ終了時期に関しては，身長や骨年齢の進行などから個々に判断さ
れるべきと思われるが，最終身長を重要視するなら，希望身長と骨年齢の
growth potential を参考にし，中止時期を決めるのがいいだろう[10]．

B 小児頭蓋咽頭腫術後の成長管理

■ 低身長に対する対策

危険因子
①頭蓋内照射
②視床下部障害（腫瘍による mass effect および手術侵襲による）

頭蓋咽頭腫は，（1）腫瘍のサイズや進展部位，（2）手術で全摘できたか否か，
（3）残存腫瘍に対する放射線治療の有無により，その後の QOL を含めた予後が
全く異なる．小児の成長管理については，上記の危険因子の有無を考慮し，治療
可能な低身長を早期にみつけ，適切な治療を行うことが重要である．

具体的には，術前および術後に GH を含めた下垂体前葉ホルモン機能を評価し，
適切に HC, LT4, DDAVP 補充を行う．過剰な HC や LT4 量の不足は，肥満や
成長障害の要因になりうる．GH 補充に関しては，腫瘍の増大がないこと，術後
の成長率低下を確認し，早期補充することが望ましい．術後の定期診察において
は，成長曲線の作成（成長率の評価），肥満度，性成熟度，骨年齢の確認，内分泌
機能検査を行い，HC や LT4 量の調節を行う．手術や頭蓋内照射によって視床下
部性肥満を高率にきたすため，食事・活動量を含めた日常生活のチェックも必要
である．頭蓋内照射を施行している場合には，たとえ低身長がなくとも成長率低
下があれば，GH 分泌不全の有無を含めた内分泌機能の適宜再評価が必要である．
また早期思春期発来（低身長思春期発来も含む）があれば，LHRH アナログによ
る性腺機能抑制を考慮する．LHRH アナログ後に成長率が低下し，GH 補充が必
要になる場合がある．ゴナドトロピン分泌不全性性腺機能低下症による二次性徴
遅延に対しては，身長・骨年齢・歴年齢を考慮して，適切に補充を行う．

最後に，小児頭蓋咽頭腫患者の QOL 向上のためにも，内分泌的な管理は重要
である．そのために我々小児内分泌科医も脳外医と協力し，内分泌異常の早期発
見，対処が必要である．近年小児内分泌学会において「小児がん経験者（CCS）
のための内分泌フォローアップガイド ver1.1」[11]を作成した．治療早期から内分
泌専門医が関わり，成長曲線の作成，定期の内分泌検査を行うことが必要である．
また晩期障害を見据えた治療法の確立も重要である．

▪ 文献
1) Ross JL, Quigley CA, Cao D, et al. Growth hormone plus childhood low-dose estrogen in Turner's syndrome. N Engl J Med. 2011; 364: 1230-42.
2) Kerrigan JR, Veldhuis JD, Leyo SA, et al. Estimation of daily cortisol production and clearance rates in normal pubertal males by deconvolution analysis. J Clin

Endocrinol Metab. 1993; 76: 1505-10.

3) Lustig RH, Post SR, Srivannaboon K, et al. Risk factors for the development of obesity in children surviving brain tumors. J Clin Endocrinol Metab. 2003; 88: 611-6.

4) Adachi M, Tsuchida T, Muroya K, et al. Prevalence of obesity, hyperlipidemia and insulin resistance in children with suprasellar brain tumors. Clin Pediatr Endocrinol. 2007; 16: 1-9.

5) Nagasaki K, Tsumanuma I, Yoneoka Y, et al. Metabolic effects of growth hormone replacement in two pediatric patients with growth without growth hormone. Endocr J. 2010; 57: 771-5.

6) Chihara K, Koledova E, Shimatsu A, et al. Adult GH deficiency in Japanese patients: effects of GH treatment in a randomised, placebo-controlled trial. Eur J Endocrinol. 2004;151:343-50.

7) Darzy KH, Shalet SM. Hypopituitarism after cranial irradiation. J Endocrinol Invest. 2005; 28: 78-87.

8) Nandagopal R, Laverdiere C, Mulrooney D, et al. Endocrine late effects of childhood cancer therapy: a report from the Children's Oncology Group. Horm Res. 2008; 69: 65-74.

9) Littley MD, Shalet SM, Beardwell CG, et al. Hypopituitarism following external radiotherapy for pituitary tumours in adults. Q J Med. 1989; 70: 145-60.

10) Tanaka T, Satoh M, Yasunaga T, et al. When and how to combine growth hormone with luteinizing hormone-releasing hormone analog. Acta Paediatr Suppl. 1999; 88: 85-8.

11) 横谷　進, 西　美和, 河野　斉, 他. 小児がん経験者（CCS）のための内分泌フォローアップガイド. 日本小児科学会雑誌. 2012; 116: 1976-7.

〈長崎啓祐〉

CHAPTER 10 ●再発，難治性，悪性転化

再発，難治性，悪性転化

A 再発・難治性頭蓋咽頭腫

頭蓋咽頭腫は組織学的には良性腫瘍であり，5年生存率は90％前後，10年生存率は80％前後とする報告が多く，比較的良好な予後が得られている．しかし長期的には，視機能障害，内分泌学的異常，代謝異常，脳高次機能障害などによるQOLの低下を合併することが多い．

さらには腫瘍の再発あるいは再増大は決して珍しくなく，しかも初回手術で高い摘出率を得られた場合であっても起こりうる．腫瘍の再発・再増大は多くの場合に無症候性であり，定期的なfollow-upの画像で指摘されることが多いと報告されている[1]．手術で肉眼的に全摘出された場合の再発率は20～30％程度とする報告が多いが，10％未満という報告もあり，かなりの幅がある．亜全摘または部分摘出にとどまった場合の再増大はより高率であり，43～67％と報告されている[2,3]．手術後に放射線療法を併用した場合の10年以内の再発率は0～30％と報告されており，手術単独よりは低頻度である．また中には，手術では生検や嚢胞の開放にとどめて放射線療法を行った方がより腫瘍の制御率が高かったとする報告もみられる[4]．初回手術から再発までの期間も様々であり，手術から長期間が経過してから再発を指摘される場合もある[1]．ただし，再発までの期間は3年程度とする報告が一般的である．ときには頭蓋咽頭腫の原発巣から離れたところに異所性に再発をきたした症例もある[5]．頭蓋咽頭腫再発のリスクファクターとして，腫瘍サイズが大きいこと，若年，初発時に重度の水頭症を呈していることなどが挙げられている[1,3,6]．

1 頭蓋咽頭腫再発の予測因子

疫学的に，頭蓋咽頭腫の再発に関して，性別や年齢分布に有意差はないとする報告が多い[7]．ただし，頭蓋咽頭腫の再発は男性あるいは若年者に多いとする報告[8]や，逆に成人症例に多いとする報告[9]もみられる．

頭蓋咽頭腫の治療成績のメタアナリシスを行った報告によると，外科的切除を行った頭蓋咽頭腫の再発率は術後平均2.8年の経過観察期間で33％となっている[10]．大半の報告では，腫瘍の摘出率と再発率の間には有意な相関があるとされた．腫瘍の再発率は，全摘出された場合23％，亜全摘の場合63％としている．また腫瘍の摘出率は，初回手術から再発までの期間にも影響するとされる．全摘出の場合で平均45か月，不完全な摘出の場合で平均24か月と報告されている．ただし不完全な摘出にとどまった場合でも術後に放射線療法を施行すると，再発率は20％と外科的に全摘出された場合と同程度まで低下し，放射線療法は再発の

リスクを有意に低減するとしている.

頭蓋咽頭腫の組織学的, 形態学的所見と再発率との関連についての報告は少ない. 大きなサイズ (3 ～ 5 cm) で再発率が有意に高くなる, あるいは 2 cm 未満と小さい頭蓋咽頭腫で全摘出された場合は再発率が低いとする報告はみられる[11]. 腫瘍の局在との関連についての言及は少ないが, 第三脳室に進展している腫瘍は再発率が高い傾向がある, あるいは脳血管への癒着が強い場合には再発率が有意に高くなるとする報告は散見される[12]. また, 腫瘍の堅さとの関連についても報告されており, 嚢胞性の頭蓋咽頭腫は硬い腫瘍よりも再発率が高いとされる[13]. 水頭症の有無と再発率に関しては controversial である.

免疫組織化学的には, Ki-67 や p53 の発現率が高い頭蓋咽頭腫では再発率が高いとする報告がみられる一方[7,14], 関連を否定する報告もあり[2,15], やはり controversial である.

文献的に渉猟しえた限りでは, 頭蓋咽頭腫再発の有意な予測因子は明らかでない. 初発時, 外科的に全摘出しえなかった例で術後に放射線照射を行わなかった場合が (直観的に当然ではあるが), 頭蓋咽頭腫再発の最大の危険因子といえる. 第三脳室へ進展している例, 腫瘍周囲の脳血管などの構造物に強く癒着している例, 腫瘍のサイズが大きい例, 病理学的に whorl-like な配列を有する adamantinomatous-type の例などは, 比較的再発率が高い傾向にある. 腫瘍の増大速度の予測因子は明らかでないが, Ki-67 や p53 の陽性率が高い場合には頻繁に画像検査の追跡を行うことが勧められる.

B 再発頭蓋咽頭腫の症例提示

本項では再発頭蓋咽頭腫の自験例を提示する.

当科初診時 59 歳の女性. 54 歳時, 頭蓋咽頭腫に対して海外で経脳室的に腫瘍摘出術を施行された. 術後の経過観察中に腫瘍の再増大を指摘され, また視力視野障害も次第に進行してきたため, 当施設へ紹介された 図1 . 汎下垂体機能低下症も合併していた.

術前の頭部造影 MRI では, 鞍上部嚢胞が 2 房性に第三脳室内へ進展し, 右側優位に第三脳室壁・Monro 孔を圧排していた 図2 . 頭部単純 CT では, 左前頭開頭と経脳室的手術痕を認めた 図3 .

この症例に対して, 右前頭側頭開頭経シルビウス裂的アプローチと内視鏡下経左側脳室的アプローチの併用で腫瘍切除を行った 図4 . 術後 MRI 上, 第三脳室右壁に腫瘍被膜の残存を認めるものの, 腫瘍は亜全摘された. 新たな神経学的合併症も特に後遺しなかった. 残存腫瘍に対しては, 後療法としてサイバーナイフを施行した.

初回手術で不完全な摘出であったこと, 術後に放射線療法が行われていないこと, 第三脳室内に進展する嚢胞性病変が主体であることなど, 再発しやすい条件が揃った症例であったと言える.

再発，難治性，悪性転化

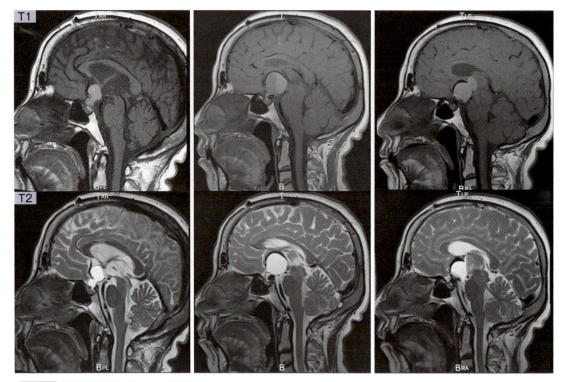

図1 再発腫瘍の経年変化（矢状断）
上段：T1WI，下段：T2WI
左列：受診2年前，中列：受診1年前，右列：受診時
鞍上部嚢胞が年々増大し，第三脳室後方まで進展している．

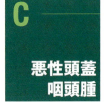

ここまで述べてきたように，頭蓋咽頭腫は基本的に WHO 分類 grade 1 の良性腫瘍であるものの，高率に再発したり進行性に増大を示したりすることが知られている．特に手術で切除できなかった残存腫瘍が周辺の脳組織へ浸潤性に増大を示すことがあるため，一般的に摘出率を高めるべく積極的な外科的切除が図られており，また放射線化学療法などの後療法の適応となる場合もある．さらに少数ではあるが，悪性転化を示す症例も報告されている．渉猟しえた限り，頭蓋咽頭腫の悪性転化例は 1987 年に本邦から初めて報告されている[16]．

頭蓋咽頭腫の悪性転化例は極めて稀であり，悪性転化の機序は明らかではない．症例報告の多くは放射線照射との関連を示唆している[17-19]．再発あるいは残存腫瘍に対する放射線療法は一般的であり，それらの進行性の腫瘍に対しては集学的な治療が行われている例が多いこと，また放射線照射が腫瘍発生に関与すると実証されていることから，その仮説はもっともらしく思われる．しかし 23 例の頭蓋咽頭腫の悪性転化症例を review した Sofela らの報告[20]では，放射線照射の線量と悪性転化との間にはほとんど相関がなく，放射線療法が悪性転化を助長するという説を支持する根拠はないと結論づけている．

悪性頭蓋咽頭腫の画像所見に特異的な特徴は特になく，悪性頭蓋咽頭腫の画像は良性の頭蓋咽頭腫の所見と似通っている．そのため，悪性頭蓋咽頭腫の診断に

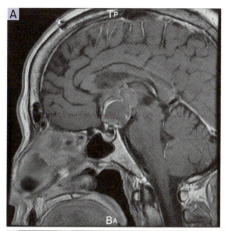
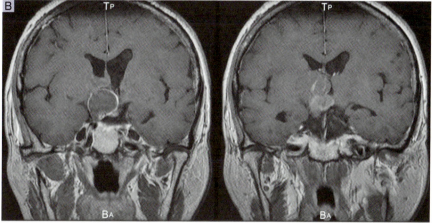

図2 受診時の頭部造影 MRI
A：矢状断．囊胞壁に造影効果を認め，第三脳室後方へ進展する囊胞内には niveau 形成がみられる．
B：冠状断．鞍上部囊胞は右側優位であり，第三脳室壁，Monro 孔を圧排している．

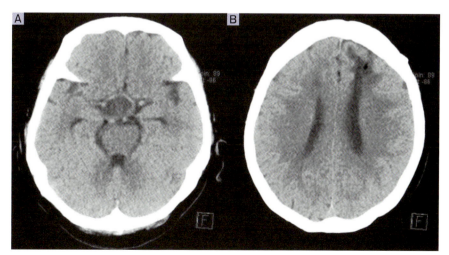

図3 受診時の頭部単純 CT
A：鞍上部に石灰化を伴う囊胞を認める．
B：左前頭開頭，経脳室的手術の術後性変化がみられる．

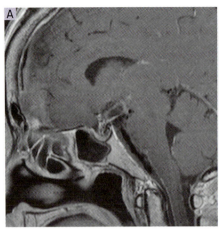
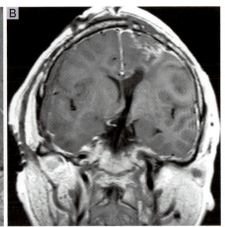

図4 術後の頭部造影 MRI
A: 矢状断, B: 冠状断
腫瘍はほぼ切除されているが, 第三脳室右壁に若干の残存腫瘍がみられる.

は組織学的な評価が必須であり, 病理学的精査をもって初めて悪性と診断される症例が多い[16,19,21].

悪性頭蓋咽頭腫と診断された症例の病理学的所見として挙げられているのは, 腫瘍細胞の多形性と核異型, 細胞分裂像の著明な増加, 壊死, 良性腫瘍構造の喪失, MIB-1 index などで示される高い細胞分裂能, 等である. また, これらの変化が微小血管の増生や炎症を伴い, 近接する脳実質にグリオーシスのような反応性の組織を認めることもある[17,18]. また, 免疫組織化学的には腫瘍細胞核の p53 陽性率が高いことが典型的な所見として報告されており, ほかには p63 の陽性率が高く筋上皮性の分化も示唆されている[18,21-23].

悪性頭蓋咽頭腫に対する化学療法について, 有効性が確立したレジメンは認められない. 症例報告の中には, paclitaxel と carboplatin の併用により比較的長期の予後を得られたとするものが散見される[19,22]. また結果的に予後不良となったものの, cisplatin と etoposide の併用によって半年間にわたり腫瘍の著明な縮小と臨床症状の改善を得たとする報告もみられた[24]. 報告数の少なさから, 現状で化学療法の有効性について論ずることは困難であり, 症例経験の蓄積が必要と思われる.

悪性頭蓋咽頭腫の予後については, 3年あるいは5年生存した報告が1例ずつあるものの[22,25], 大半の症例が悪性転化の診断から1年以内に死亡の転帰となっており, 現時点では予後不良の病態といえよう.

結語

頭蓋咽頭腫は病理学的には良性腫瘍であるが, 約3分の1の症例では術後に再発をきたすことが知られている. そして再発あるいは再増大を呈した腫瘍に対して再手術や放射線療法などの集学的な治療が繰り返され, 何年にもわたる臨床経

過の中で悪性転化を生じる症例がごく稀に存在する．ただし，悪性転化のリスク
を過剰に警戒して残存腫瘍に対し放射線照射を避ける必要はない．現時点で悪性
頭蓋咽頭腫に対する有効な治療は確立しておらず，予後は不良である．治療成績
の向上のため，今後もさらなる臨床研究により知見を積み重ねていくことが望ま
れる．

- **文献**

1) Elliott RE, Wisoff JH. Surgical management of giant pediatric craniopharyngiomas. J Neurosurg Pediatr. 2010; 6, 403-16.

2) Jung TY, Jung S, Moon KS, et al. Endocrinological outcomes of pediatric craniopharyngiomas with anatomical pituitary stalk preservation: preliminary study. Pediatr Neurosurg. 2010; 46, 205-12.

3) Steno J, Bizik I, Steno A, et al. Craniopharyngiomas in children: how radical should the surgeon be? Childs Nerv Syst. 2011; 27, 41-54.

4) Kiehna EN, Merchant TE. Radiation therapy for pediatric craniopharyngioma. Neurosurg. 2010; Focus 28: E10.

5) Caldarelli M. Massimi L, Tamburrini G, et al. Longterm results of the surgical treatment of craniopharyngioma: the experience at the Policlinico Gemelli, Catholic University, Rome. Childs Nerv Syst. 2005; 21: 747-57.

6) Cohen M, Guger S, Hamilton J. Long term sequelae of pediatric craniopharyngioma - literature review and 20 years of experience. Front Endocrinol (Lausanne). 2011; 2: 81.

7) Tena-Suck ML, Salinas-Lara C, Arce-Arellano RI, et al. Clinico-pathological and immunohistochemical characteristics associated to recurrence/regrowth of craniopharyngiomas. Clin Neurol Neurosurg. 2006; 108: 661-9.

8) Gautier A, Godbout A, Grosheny C, et al; on behalf of the Craniopharyngioma Study Group. Markers of recurrence and long-term morbidity in craniopharyngioma: A systematic analysis of 171 patients. J Clin Endocrin Metab. 2012; 97: 2811-7.

9) Agozzino L, Ferraraccio F, Accardo M, et al. Morphological and ultrastructural findings of prognostic impact in craniopharyngiomas. Ultrastructural Pathology. 2006; 30: 143-50.

10) Prieto R, Pascual JM, Subhi-Issa I, et al. Predictive factors for craniopharyngioma recurrence: a systematic review and illustrative case report of a rapid recurrence. World Neurosurg. 2013; 79（5-6）: 733-49.

11) Weiner HL, Wisoff JH, Rosenberg ME, et al. Craniopharyngiomas: a clinicopathological analysis of factors predictive of recurrence and functional outcome. Neurosurgery. 1994; 6: 1001-10.

12) Van Effenterre R, Boch AL. Craniopharyngioma in adults and children: a study of 122 surgical cases. J Neurosurg. 2002; 97: 3-11.

13) Gupta DK, Ojha BK, Sarkar C, et al. Recurrence in pediatric craniopharyngiomas: analysis of clinical and histological features. Childs Nerv Syst. 2006; 22: 50-5.

14) Nishi T, Kuratsu J, Takeshima H, et al. Prognostic significance of the MIB-1 labeling index for patient with craniopharyngioma. Int J Mol Med. 1999; 3: 157-61.

15) Lefranc F, Mijatovic T, Decaestecker C, et al. Monitoring the expression profiles of integrins and adhesion/growth-regulatory galectins in adamantinomatous

craniopharyngiomas: their ability to regulate tumor adhesiveness to surrounding tissue and their contribution to prognosis. Neurosurgery. 2005; 56: 763-76.

16) Akachi K, Takahashi H, Ishijima B, et al. Malignant changes in a craniopharyngioma [in Japanese]. No Shinkei Geka. 1987; 15 (8) : 843-8.

17) Virik K, Turner J, Garrick R, et al. Malignant transformation of craniopharyngioma. J Clin Neurosci. 1999; 6 (6) : 527-30.

18) Ujifuku K, Matsuo T, Takeshita T, et al. Malignant transformation of craniopharyngioma associated with moyamoya syndrome. Neurol Med Chir (Tokyo). 2010; 50 (7) : 599-603.

19) Aquilina K, Merchant TE, Rodriguez-Galindo C, et al. Malignant transformation of irradiated craniopharyngioma in children: report of 2 cases. J Neurosurg Pediatr. 2010; 5 (2) : 155-61.

20) Sofela AA, Hettige S, Curran O, et al. Malignant transformation in craniopharyngiomas. Neurosurgery. 2014; 75 (3) : 306-14.

21) Rodriguez FJ, Scheithauer BW, Tsunoda S, et al. The spectrum of malignancy in craniopharyngioma. Am J Surg Pathol. 2007; 31 (7) : 1020-8.

22) Kristopaitis T, Thomas C, Petruzzelli GJ, et al. Malignant craniopharyngioma. Arch Pathol Lab Med. 2000; 124 (9) : 1356-60.

23) Jiang YH, Cheng B, Ge MH, et al. The prognostic significance of p63 and Ki-67 expression in myoepithelial carcinoma. Head Neck Oncol. 2012; 4: 9.

24) Lee CH, Espinosa I, Jensen KC, et al. Gene expression profiling identifies p63 as a diagnostic marker for giant cell tumor of the bone. Mod Pathol. 2008; 21 (5) : 531-9.

25) Sakai K, Tanaka Y, Hongo K, et al. Treatment of craniopharyngiomas in children [in Japanese]. No Shinkei Geka. 2004; 32 (4) : 345-53.

〈廣畑倫生　松野 彰〉

あとがき

　本書は，頭蓋咽頭腫の現状を把握し理解し，さらには未解決の問題点を浮き彫りにして将来に向けての頭蓋咽頭腫の治療の道しるべになるべく企画されました．

　頭蓋咽頭腫は WHO grade I の腫瘍であり，以前と比較すると治療成績が向上してきているのは事実だと思います．しかしながら，境界部分の病理組織学的特徴（interdigitation, finger-like projections），視床下部・視路・下垂体茎・下垂体・穿通枝を含めた血管などの周囲構造物との関係，これらの構造物との癒着，などが障壁となり，治療が容易ではない脳腫瘍の一つに数えられます．治療の第一選択である手術だけをみても全摘出は容易ではなく，また治療方針のコンセンサスも得られていないのが現状であります．さらに，術後の肥満・過食をはじめとして解明されていない点も決して少なくないと思います．

　本書ではどの項目も現在各領域で第一線で活躍なさっている先生方に執筆をお願いしたのは言うまでもありませんが，選定した項目にもこれまでの同類の書物とは異なる特徴を出したつもりです．現在の時代背景を十分に考慮した内容になっています．この点から，外科治療の項目も意図的に多岐にわたっておりますので，各項目の内容に少々の重複があることはお含みおきください．後半の各管理に関する項目では，過去の同類書あるいは各学会でも取り上げられることが少なかったにも関わらず，時代背景的に QOL 上重要であったり，将来的に必ず着目されるであろう分野を取り上げました．よって完全な教科書的内容については選定されていない項目もあります．

　どの項目も先生方の甚大なるご努力により極めてレベルの高い内容になったと確信しております．本書が頭蓋咽頭腫の治療成績の向上，さらには将来の確たる治療の確立や本腫瘍の完全克服に向けての参考になれば，望外の喜びであります．大変ご多用の中，本書にご寄稿いただいた全ての先生方に深謝申し上げます．

　最後になりますが，本書の上梓まで真摯な態度で大変なご協力をいただきました中外医学社のスタッフの皆様に心より感謝申し上げます．

　　2016 年 8 月

東京女子医科大学脳神経外科

川 俣 貴 一

索引

あ行

悪性頭蓋咽頭腫	145, 190
鞍隔膜	22
鞍隔膜開口	22
アンフェタミン	169
胃腸バイパス手術	170
エストロジェン	162
エナメル上皮腫型頭蓋咽頭腫	141, 149
エナルモン	163
黄色肉芽腫	150

か行

下位検定	13
海綿静脈洞	63
カウフマン療法	163
化学性髄膜炎	20
架橋静脈	73
拡大経蝶形骨洞手術	95
拡大経蝶形骨法	118
過食	10
過食と肥満	8
下垂体	103
下垂体機能障害	3, 10, 155
下垂体機能低下症	158
下垂体茎	23, 72, 78, 79
下垂体前葉機能障害	11
下垂体前葉機能低下症	153
下垂体丙部	67
下垂体門脈血管	161
仮面尿崩症	4, 152
眼窩上神経	114
間脳症候群	158, 165
ガンマナイフ	15, 131
キーゼルバッハ部位	46
記銘力障害	8
嗅神経	74
橋中心髄鞘崩壊症	155
筋膜の inlay suture	100
くも膜嚢胞	150
グレリン	167
経鞍結節部アプローチ	95

経錐体到達法	87
経前頭皮質到達法	83
経蝶形骨手術	119
経蝶形骨的腫瘍摘出術	10
経蝶形骨洞手術	95
経蝶形骨洞的アプローチ	30
経鼻的腫瘍摘出術	10
高次脳機能検査	7
高次脳機能障害	10, 13
甲状腺ホルモン	5
高ナトリウム血症	152, 154
高プロラクチン PRL	159
硬膜下パッチグラフト法	124
硬膜切開	90
硬膜内操作	92
高 Na 血症	167
コートリル	156
骨膜筋膜弁作成	89
ゴナドトロピン分泌不全性 性腺機能低下症	186
ゴナドトロピン療法	163
ゴナドトロピン LH/FSH	158

さ行

サイバーナイフ	131, 189
支援級	13
視機能障害	2, 15
視交叉後方型頭蓋咽頭腫	88
視交叉上核	166
篩骨洞	63
視索上核	37
視索前野	37
視床下部	10, 72, 78, 79
視床下部弓状核	161
視床下部障害	4, 8, 176
視床下部症候群	165
発生	20
視床下部性肥満	8, 165
視神経管	64
室傍核	166
術前シミュレーション	71
上下垂体動脈	101
小児固形腫瘍	16

小児頭蓋咽頭腫長期フォロー アップガイドライン	17
女性ホルモン	179
視力障害	7
神経内視鏡	105
髄芽腫	16
錐体骨削除	89
水中毒	174, 177
垂直注視麻痺	41
頭蓋咽頭管	141
頭蓋咽頭腫	165, 188
頭蓋内圧亢進症状	2
精神発達遅滞	10
性腺機能低下症	162
性腺機能抑制	186
成長曲線	173
成長ホルモン	158, 179
摂食	9
摂食調節	9
前交連	166
前床突起	62
穿通枝動脈	23
前頭洞	113
前方経脳梁到達法	83
線毛上皮型頭蓋咽頭腫	149

た行

体温調節機能不全	11
体温調節障害	8
代謝異常	183
中枢性塩喪失症候群	174, 175, 176
中枢性思春期早発症	185
長期フォローアップガイド ライン	17
長期フォローアップ患者数	16
チラーヂン	156
定位的放射線照射（治療）	15, 105, 130
低ナトリウム血症	154, 175
テストステロン	162
デスモプレシン	153, 160, 179
動眼神経麻痺	41

トルコ鞍部黄色肉芽腫　143

な行

内視鏡下経鼻頭蓋底手術　95
内分泌機能低下　6
肉芽腫性炎症　150
乳頭型頭蓋咽頭腫　141
乳頭体　166
ニュロペプチド　167
尿崩症　4, 11, 15, 153, 158,
　　174, 175, 176, 177
囊胞性頭蓋咽頭腫　105

は行

胚細胞腫　16
背内側核　166
汎下垂体機能低下症　15
鼻中隔粘膜弁　99
鼻粘膜損傷　125
肥満　6, 15
肥満症　11
肥満度　181
副腎皮質機能不全　176
副腎皮質ホルモン　5
腹内側核　166, 167
プロジェステロン　162
ヘルス・リテラシー　17
扁平上皮乳頭型頭蓋咽頭腫　149
ホルモンの作用　160
本態性高ナトリウム血症　154

ま・や行

満腹中枢　9
ミニリンメルト　156
メタボリック症候群　183
メラトニン　170
融合3次元画像　27

ら行

ラトケ囊　141
ラトケ囊胞　24, 100, 144, 149
レプチン　167

数字

11β-HSD1　167

欧文

ACTH　159

adamantinomatous
　craniopharyngioma　141
adamantinomatous type　19
akinetic mutism　41
anterior interhemispheric
　approach　71
anterior temporal approach
　　54, 55
anterior transcallosal
　approach　83
AVP　159
β-catenin　142
basal interhemispheric
　approach　72
BRAF遺伝子　146
Brain Viewer　27
cable car knot テクニック　122
carotid bifurcation space　56
carotid tentorial space　58
CPM（central pontine
　myelinolysis）　155
CRH　162
CRNNB1　146
distal dural ring　65
dolenc approach　62
egg shell technique　65
extended transsphenoidal
　approach　51, 118
eye blow incision　114
frontal transcortical approach
　　81
GHD　157, 181
GHRH　161
GH　158
GH分泌不全　181
GH補充　12, 179
GH補充療法　157
GLP-1（glucagon-like-
　peptide-1）　170
GnRH　161
growth without GH　183
hydrocortisone　179
hypothalamic arteries　76, 77
infradiaphragmatic type　99
interdigitation　72
interhemispheric approach
　　30, 43

interhemispheric transcallosal
　transchoroidal approach　84
Ki-67　189
lamina terminalis　43, 56,
　　76, 77
levothyroxine Na　179
LHRHアナログ　184, 186
meningo-orbital band　62
multi-layer closure　103
octreotide　169
optico-carotid space　56
p53　189
papillary craniopharyngioma
　　141
prechiasmatic space　56
prechiasmatic type　49
pre-fixed chiasm　113
preinfundibular型　103
pterional approach　30, 54
pure intraventricular type　102
Rathke's pouch　36
recurrent artery of Heubner
　　44
rescue incision　99
retrochiasmatic type　49, 122
sellar type　99
SIADH　174
sibutramine　169
squamous-papillary type　19
SRT（stereotactic
　radiotherapy）　105
supradiaphragmatic type　101
supraorbital keyhole
　approach　113
transventricular approach　81
transcallosal approach　75
transpetrosal approach　87
transposition　103
trans-stalk type　49
transventricular surgery　105
TSH　159
VEP　65
Wet keratin　141
Wntシグナル系　146

頭蓋咽頭腫パーフェクトブック   ⓒ

発　行	2016 年 10 月 1 日　　初版 1 刷

監修者　嘉山孝正

編著者　井川房夫
　　　　川俣貴一
　　　　西岡　宏

発行者　株式会社　中外医学社
　　　　代表取締役　青木　滋

　　　　〒 162-0805　東京都新宿区矢来町 62
　　　　電　　話　　03-3268-2701（代）
　　　　振替口座　　00190-1-98814 番

印刷・製本/横山印刷（株）　　　　　　　　　　〈RM・HO〉
ISBN 978-4-498-22870-2　　　　　　　　　　Printed in Japan

JCOPY　＜（社）出版者著作権管理機構 委託出版物＞

本書の無断複写は著作権法上での例外を除き禁じられています．
複写される場合は，そのつど事前に，（社）出版者著作権管理機構
（電話 03-3513-6969, FAX 03-3513-6979, e-mail: info@jcopy.
or.jp）の許諾を得てください．